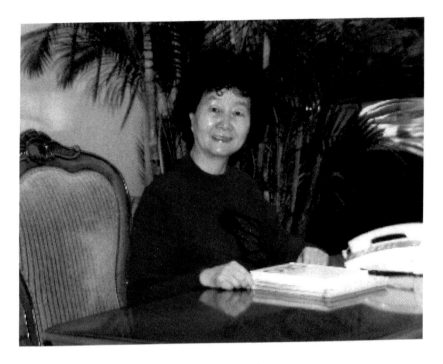

主编 吴大真

U0302125

吴大真主编，主任医师，教授。历任中国医药科技出版社、中国中医药出版社、中国医药报社、中国药学会、同济医院、北京中医药进修学院、北京国际医药促进会、中国保健协会、科普教育分会等单位的领导。

通讯地址：北京朝外工体西路吉庆里 2-108

邮　　编：100020

主编絮语

前段时间,我看了中央新影拍摄的一部关于"农村合作医疗"的记录片。20世纪60年代"赤脚医生"红遍大江南北,随着时间的推移、时代的变迁,这一切似乎也成了尘封的往事。我们这一代人赶上了那个时代的一切,个中滋味体会颇深。抛开其他因素,就事论事而言,"农村合作医疗"真是一个伟大的创举。"缺医少药"不仅是当时农村的状态,也同样是很多中小城镇的困境。中国人从来不缺少智慧,也从来不缺少办法,"赤脚医生"的诞生同样是个伟大的事物,我们就是用这些"土办法"一步步走来,一步步走到了新时代……走进了一个拥有13亿人口、百业振兴、社会急剧变化的时代。"医疗资源不平衡"是我们现在常常提到的一句话,其实说到底还是医疗资源的不足,毕竟我国还仅仅是一个发展中的大国。任何一个单一的办法都难于改变这种状况,从大处说需要政府的大力投入,全社会的支持;从小处说就需要我们这些医药工作者的努力,动脑筋,想办法,投入我们的智慧与汗水,奉献给这个伟大的国家,不愧于这个可爱的年代。

这套丛书的编著者都是医疗战线上的精英,他们把自己几十年的体悟浓缩成这些文字,希望给同道一个阶梯,一个攀登人类生命科学的阶梯;给同道一盏明灯,一盏探究人类生命深度的明灯。

过去的一年,中医中药有着太多的是与非,我们没有时间去争辩什么,希望用这套丛书给使用者提供点帮助。这套书在编排上打破"以病分科"的传统,按现代医学各科来分类,但整套书的核心还是中医"整体观"的体现。最后我借用秦伯未老为《医学见能》序语中一段:……是书之出,愿医者朝夕展玩。凡为人子父母者,去彼从此,而各手一编,广医学之识见,助天地之生成,获益诚匪浅,而其功又讵在作者下欤。

吴大真

2008年于北京

名中医精神病科
绝技良方

○主　编：吴大真　龚　德　李素云
　　　　　杨建宇　魏素丽　王凤岐
　　　　　王　雷　李书义　陈幼生
○副主编：周　俭　曹烨民　李亚明
　　　　　赵小英　闫民川　史　学
　　　　　赵建宏　马石征　丁志远
　　　　　周新喜　戴武兵　曾瑞如
○编　委：魏素红　李彦如　史金花
　　　　　沈　威　杨志文

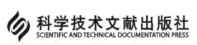

科学技术文献出版社
SCIENTIFIC AND TECHNICAL DOCUMENTATION PRESS
·北京·

（京）新登字 130 号

内容简介

本书凝聚了全国名中医治疗精神神经科疾病的众多绝技妙法与良方，如清肝宁心汤治疗神经衰弱、针药并用治疗癔病、舒肝解郁汤治疗老年抑郁障碍、加味血府逐瘀汤治疗脑外伤后精神障碍、健脑化瘀汤治疗老年期痴呆、针刺治疗精神分裂症、五心宁心汤治疗焦虑症、益智宁神汤治疗儿童多动症、定痫汤治疗癫痫等。这些绝技妙法与方药，经临床屡用屡效，深受国内外患者称赞。本书编著者都是医疗战线上的精英，具有丰富的临床经验，他们希望把自己几十年的体悟浓缩成这些文字，给同道一个阶梯，给患者一盏明灯。

本书将为临床医务人员、患者及其家属提供极有价值的参考。

科学技术文献出版社是国家科学技术部系统惟——家中央级综合性科技出版机构，我们所有的努力都是为了使您增长知识和才干。

目　录

三、抑郁性神经症……59

十一、脏躁、百合病……242

一、神经衰弱症

中医辨证分型……治疗神经衰弱症

范　侃医师（湖南湘潭县中医院，邮编：411228）采用中医辨证分型治疗神经衰弱症，归纳为4种证型进行治疗，取得了满意的疗效。

【绝技妙法】

神经衰弱症虽然临床表现多样，症候分类也很多，产生的原因也复杂。但归纳起来不外乎以下几种临床表现。(1) 脑力不足，精神倦怠。(2) 对内外环境刺激敏感。(3) 情绪波动，易烦易怒，缺乏耐性。(4) 紧张性疼痛。(5) 失眠多梦。(6) 心理生理障碍。

【常用方药】

治疗方法：

根据不同临床表现，进行辨证归纳分类，可分为4种典型症候进行辨证用药治疗。

(1) 心脾两虚型

临床表现为失眠多梦，头目晕眩，怔忡健忘，体倦神疲，记忆力减退，食欲不振，面黄肌瘦，神情恍惚不可终日。舌质淡，苔薄白，脉细弱。治以补脾培土，养心安神。

方用归脾养心汤加减：黄芪20g，党参20g，远志

10g，茯神 20g，白术 10g，龙眼肉 15g，酸枣仁 10g，淮山 20g，夜交藤 10g，甘草 6g。女性患者伴月经不调可加当归、丹参；胸闷不舒者加郁金；痛经者加桃仁、赤芍。

(2) 阴虚火旺型

神经衰弱症阴虚火旺型以男性为多见。临床表现为肾阴亏损，常见头晕耳鸣，怔忡健忘，胸闷不舒，舌干燥，失眠多梦，更有甚者，彻夜不眠，腰膝酸软，烦躁遗精，五心烦热，记忆力减退，注意力不集中，精神萎靡不振，小便黄，大便干，舌红少津，脉细数。治以滋阴降火，安神定志。

方用天王补心丹加减：党参 15g，玄参 15g，生地 20g，天冬 10g，麦冬 10g，当归 10g，五味子 10g，远志 10g，酸枣仁 10g，山茱萸 10g。如有月经量少者加驴胶；痛经者加丹参。

(3) 肝胃不和型

胃不和则卧不安，临床上常见长期消化不良，营养差，久而久之则表现为疲乏无力，面色苍白，健忘，记忆力减退，头晕眼花，失眠多梦，精神恍惚等症状，并伴有脘腹饱满，恶心嗳气，纳谷不香，形体消瘦，有些患者出现长期便溏等消化道症状。舌质淡，苔腻，脉滑数。治以健脾和中，消导理气。

方用温胆汤及保和丸加减：法夏 10g，陈皮 6g，枳实 10g，竹茹 5g，茯苓 12g，川厚朴 10g，神曲 10g，远志 10g，酸枣仁 10g。大便溏者加白术。

(4) 心虚胆怯型

心虚则神不安，胆怯则善惊易恐，故心悸多梦而易惊醒。心胆气虚，故气短胆怯。舌质偏淡，脉弦细。治以益气镇惊，安神定志。

方用安神定志丸加减：人参 5g，茯神 15g，远志 10g，石菖蒲 15g，龙齿 30g，朱砂 3g。

【验案赏析】

王某,男,50岁。机关干部。因头晕头痛,失眠多梦2年余,于2004年9月就诊,患者近年来,疲乏无力,食欲不振,精神恍惚,注意力不集中,记忆力下降,失眠多梦,面色无华。伴有心悸怔忡,小便清长,舌淡苔白,脉细弱。诊断为神经衰弱症,证属心脾两虚型。治以补脾培土,养心安神。方用归脾养心汤加减:黄芪20g,党参30g,茯神20g,远志10g,酸枣仁10g,桂圆肉15g,当归10g,白术10g,白芍10g,甘草5g。服药14剂后再诊,诸症均已减轻,按原方继服14剂,服药后诸症消失。后用归脾养心丸调理而愈。

中医……治疗神经衰弱

吴 涛医师(山东省济南监狱医院,邮编:250116)采用中医治疗神经衰弱,收到较为满意的效果。

【绝技妙法】

在中医文献中神经衰弱的记载散见于"不寐、健忘、惊悸、头痛、眩晕"等杂证中。早在《素问·逆调论篇》中,就有"胃不和则卧不安"的记载。在《金匮要略·血痹虚劳病》中,亦有"虚劳虚烦不得眠"的论述。《景岳全书·不寐》对形成不寐的原因作了分析:"不寐证虽病有不一,然惟知邪正二字则尽之矣。盖寐本乎阴,神其主也。神安则寐,神不安则不寐;其所以不安者,一由邪气之扰,一由营气之不足耳。有邪者多实,无邪者四脏的功能失常均可引起本症。心气虚,心阳不能下交于肾,肾水亏,肾阴不能上承于心。"正如《景岳全书·不寐》所说:真阴精血之不足,阴阳不交,而神有不安其室耳。或思虑过度,劳伤心脾,如《景岳全书·不寐》中指出"劳倦思虑太过者，必致血液耗亡，神魂无主"，所以不眠或水不涵木，肝阳上亢等均能导致本病，故诊疗本病多不外从调理心、肝、脾、肾四脏的机能方面着手。

【 常用方药 】

1. 治疗本病的一般规律

通过学习历代医家的治疗经验，结合自己的临床体会，认为神经衰弱虽有虚实之分，但虚者多，实者少，故治疗上用药多重用滋补，以滋补肝肾，育阴潜阳，养心健脾为主，佐以清热化痰等法为治。用制首乌、菟丝子、女贞子、枸杞子、黄精、桑寄生等以滋补肝肾，用酸枣仁、柏子仁、远志、五味子、茯神、朱砂等养心安神，用党参、黄芪、山药、内金、白术、砂仁、豆蔻等益气健脾调胃，用天麻、钩藤、石决明、龙骨、牡蛎等平肝潜阳，用麦冬、沙参、知母、党参等滋阴清热除烦，并根据临床见症，灵活加减，如头昏不清，加菊花、桑叶；头痛重者加白芷、蔓荆子；耳鸣甚者加蝉蜕、磁石；呕吐者加竹茹、半夏；腹胀者加煨草果、枳壳、厚朴；虚汗者加浮小麦、麻黄根、黄芪、防风；遗精用金樱子、芡实；阳痿用肉苁蓉、淫羊藿、巴戟天等。临床证实多收良效。

2. 诊疗特点

(1) 重视滋补肝肾，健脾调胃

肝肾的机能状况与体质的盛衰及高级神经功能活动有密切关系早在内经即有：肾者，受五脏之精而藏之。肾者作强之官伎，巧出焉的论述。其后难经中有："所谓生气之原者谓十二经之根本也，谓肾间动气也，此五脏六腑之本，十二经脉之根，呼吸之门，三焦之源"。

(2) 重用酸枣仁

酸枣仁能镇静安神，早为历代医者所重视，远在汉代张仲景即应用酸枣仁汤治疗"虚烦不眠"后世医家对酸枣仁的作用亦屡有阐述，名医别录中对酸枣仁有"补中，益肝气，强筋骨，助阴气，能令人肥健"的记载。实践证明，酸枣仁不仅是治疗失眠不寐之要药，且有滋补强壮作用，久服能养心，健脑，安五脏，强精神，在治疗神经衰弱中如能根据病情和体质酌情应用重剂酸枣仁，实乃取得良好效果之关键，反之如果墨守成规，迷于用多中毒之说，则常因病重药轻，杯水车薪以致延误病情。

【验案赏析】

李某，女,56岁，退休干部，患失眠症近5年，近期加重，常彻夜不眠，伴有头痛，昏沉，心烦易怒，口干口苦，手足心热，尿微黄，大便干，月经已停7年，查舌质稍嫩红，苔少，脉细数。西医神经科诊断为神经衰弱，嘱其服用谷维素、安定，效差。后又服佳乐定等药物，仍不见好转，并有加重趋势，曾一度因顽固失眠而轻生。后在家属的陪伴下，欲服中药调理，通过辨证，患者属肝肾阴虚，且有内热，治宜滋补肝肾，养心安神。处方如下，制首乌20g，女贞子15g，茯苓12g，黄精15g，菟丝子15g，麦冬10g，沙参10g，炒酸枣仁30g，柏子仁20g，甘草10g。水煎两遍分2次服下，每日1剂。患者服药3剂后症状减轻，已能在不服用佳乐定的情况下睡眠3h，再诊时患者精神好转，效不更方，按上方嘱患者服6剂，患者症状基本消失，每晚已能安静入眠6h以上，随治半年，未复发。

加味柴胡龙牡汤……治疗神经衰弱

金亚娟医师(陕西中医学院，邮编:712083);指导:陈美芳医师(陕西中医学院附属医院，邮编:712000)以张仲景《伤寒论》中柴胡龙牡汤加味治疗本病，取得较满意的结果。

【绝技妙法】

神经衰弱属祖国医学"惊悸、不寐、健忘、郁症"等范畴,类似于中医七情所致的病证。《内经》云:"百病皆生于气"。朱丹溪谓:"气血冲和,万病不生,一有怫郁,诸病生焉,故人身诸病,多生于郁。若精神抑郁,情志失调,伤肝疏泄太过,表现为情绪兴奋,失眠、多梦。"宋·许叔微《普济本事方》云:"平人肝不受邪,故卧则魂归于肝,神静而得寐,今肝有郁,魂不得归,是以卧则魂扬若离体也"。说明肝郁则心神不安而发生不寐;郁怒伤肝,肝郁化火炼液成痰,肝阳夹痰上扰则眩晕;肝郁化火,肝阳上亢,上扰清阳,引起头痛;肝郁气滞,气滞则眩。若思虑劳倦太过,伤及心脾,心主血,脾为生血之源,心伤则阴血暗耗,神不守舍,则心神不安;肝疏泄不及,表现为情绪抑制,悲忧郁闷,思绪万千而失眠,善叹息,悲忧善哭,胸闷;肝气郁结,肝逆乘脾,则纳呆,神疲。因此,治疗大法当以疏肝解郁为总则,郁者达之,兼气滞者,行气解郁;兼血郁者,理气养血;兼痰郁者,化痰通络;兼血瘀者,行气活血;郁久损伤肝肾之阴,耗心脾之血,当以健脾养血,滋阴清热,助之使肝的功能得以调理,阴阳平衡,气血平衡,气机畅达,则诸症可解,疾病得除。

【常用方药】

治疗方法:

以加味柴胡龙牡汤为主方:柴胡10g,生龙牡(先煎)30g,郁金10g,白芍10g,枳壳10g,厚朴10g,茯苓10g,陈皮10g,当归10g,甘草3g。

随证加减:

失眠多梦者,加酸枣仁、夜交藤;伴头痛,头昏晕者,加川芎、蔓荆子;伴心烦易怒,舌红苔黄,脉弦数者加薄荷、百合;若心悸,惊惕不安者加琥珀、珍珠母；便秘者，去枳壳，加枳实、大黄；伴胸胁刺痛，舌质暗，脉弦涩者加丹参、元胡、青皮；伴五心烦热，口干少津，舌红少苔，脉细数者，加生地、玄参；若耳鸣，健忘者，加益智仁、杜仲、潼蒺藜；女性患者伴月经不调者，加丹参、益母草；痛经者，加桃仁、赤芍；伴脘腹饱满，纳差，舌质淡，苔腻者加用焦三仙、竹茹、菖蒲。

【验案赏析】

患者杨某，女，42 岁，2005 年 10 月初诊。因家有不顺心事情，思虑过度，常常失眠，难以入睡，甚至彻夜不眠，头痛，心悸，心烦易怒，精神疲惫，纳差，精神恍惚，记忆力下降，已用谷维素、安定片等，效果不佳。来我院脑内二科就诊，查体无异常，舌质红，苔黄，脉弦数。查阅外院各项报告单，未发现器质性病变表现。诊断：神经衰弱。方用柴胡 10g，郁金 10g，白芍 10g，枳实 10g，厚朴 10g，茯苓 10g，陈皮 10g，生龙牡（先煎）30g，当归 10g，夜交藤 30g，酸枣仁 18g，川芎 10g，琥珀（冲服）3g，焦三仙 15g，甘草 3g。上药服 2 个疗程后，患者症状好转，基础方不变，随证加减，再服用 2 个疗程后，基本痊愈，随访 3 个月，未再复发。

清肝宁心汤……治疗神经衰弱

陈　辉医师，主要从事中西医结合神经内科工作（河南省商丘市中医院，邮编：476000）。运用清肝宁心汤加减治疗神经衰弱。

【绝技妙法】

中医学认为神经衰弱病因多为忧愁、抑郁、愤怒、思虑以后悲伤不解、所欲不遂等剧烈精神波动所致。剧烈的精神情绪波动首犯于心，正如《灵枢·口问篇》"悲哀忧愁则心动，心动则五脏六腑皆摇。"宋许叔微《普济本事方》云："平人肝不受邪，故卧则魂归于肝，神静而得寐，今肝有郁，魂不得归，是以卧则魂扬若离体也"。说明肝郁则心神不安而发生不寐；郁怒伤肝，肝郁化火炼液成痰，肝阳夹痰上扰则眩晕；肝郁化火，肝阳上亢，上扰清阳，引起头痛；肝郁气滞，气滞眩。若思虑劳倦太过，伤及心脾，心主血，脾为生血之源，心伤则阴血暗耗，神不守舍，则心神不安；肝疏泄不及，表现为情绪抑制，悲忧郁闷，思绪万千而失眠，善叹息，悲忧善哭，胸闷；肝气郁结，肝逆乘脾，则纳呆，神疲。其治当疏肝解郁，养心安神。

治疗方法：

予清肝宁心汤加减。

【常用方药】

药物组成：钩藤 15~30g，丹参 30g，生珍珠母 20g，夏枯草 15g，酸枣仁 15g，合欢皮 12g，当归 15g，炙甘草 3g。

随证加减：

肝郁化火型加牡丹皮 10g，栀子 10g，香附 12g；心脾两虚型加党参 15g，白术 12g，当归 10g；心肾不交型加黄连 6g，肉桂 6g，玄参 10g；纳差加麦芽 9g，茯苓 15g，佛手 9g。每日 1 剂，水煎服，分早、晚 2 次服，晚上睡前服药。

疗效标准：

显效：精神症状和躯体症状消失，情绪正常，能恢复病前工作能力和生活；好转：精神症状和躯体症状减轻，情绪基本稳定，能从事脑力和体力活动；未愈：精神症状和躯体症状基本无变化。

清肝宁心汤方中钩藤、夏枯草清热平肝；珍珠母、当归养血熄风；酸枣仁、合欢皮、丹参养心安神；炙甘草调和诸药。故用之屡能奏效。

本方尤适用于肝郁化火型。

养心健脑解郁汤……治疗神经衰弱

时建山医师,主要从事中医内科临床工作(河南省洛阳轴承集团有限公司总医院,邮编:471039)。用养心健脑解郁汤治疗神经衰弱疗效确切,且无不良反应。

【绝技妙法】

神经衰弱相当于中医的"不寐、惊悸、脏躁、郁证、百合病"等,临床多症见健忘、失眠多梦、头痛头晕、神志不安、心悸怔忡、自汗盗汗、惊恐烦躁等症候群。本病的基本病机为思虑过度,劳伤心脾;肝气郁结,所愿不遂;肾精亏虚,髓海失养;心血不足,神不守舍等。因此,治疗当以养心安神、疏肝解郁、益肾荣脑为基本大法。

治疗方法:

用养心健脑解郁汤治疗。

【常用方药】

药物组成:太子参、何首乌各30g,益智仁、当归、生地黄各12g,麦冬、五味子、茯苓、柴胡各10g,生龙骨20g,生牡蛎20g,杭芍药、百合各15g,远志9g。

随证加减:

心悸汗出、悲伤欲哭者加淮小麦30g,炙甘草8g,大枣5枚;头昏胀痛者加珍珠母30g,夏枯草15g;眩晕伴腰膝酸痛者加枸杞子、菊花、杜仲各12g;心悸健忘者加丹参30g,桑椹子10g;神疲乏力者加黄芪30g;多梦者加合欢皮、夜交藤各30g;梦遗者加山萸肉12g,龟版10g。

水煎服,每日 1 剂,分早、晚 2 次温服。30d 为 1 个疗程,服用 2 个疗程后统计疗效。

养心健脑解郁汤中以生脉饮补益心气、安神复脉;逍遥散疏肝健脾、调和气血;百合地黄汤益心营、清血热。现代药理研究表明益智仁补肾固精、健脑益智;首乌补益精血、健脑安神,何首乌具有显著的抗衰老作用,可延长实验动物的寿命、抗氧化作用较明显,还可以增强肾上腺皮质功能及免疫功能;远志安神益智、祛痰开窍;生龙骨、生牡蛎益阴潜阳、镇静安神。诸药合用,共成养心健脑、解郁安神之功。

芪杞汤……治疗神经衰弱

曹振爱(陕西省佳县红会医院,邮编:719200)、苗志学医师,采用自拟芪杞汤治疗神经衰弱,疗效满意。

【绝技妙法】

神经衰弱在中医属心脾两虚气血不足。如果以失眠为主症叫失眠,主要表现为:寐难,易醒难寐。如果以头昏为主症叫眩晕,主要表现为:头晕眼花欲跌倒。中医以健脾养心补气补血为先。西药适用于轻度病症,对于重症病例,则需用中药治疗,中药药效持久,配伍得当,疗效满意。最后需要说明的是,对于神经衰弱的患者,心理疗法亦相当重要,要给患者讲清楚神经衰弱是能够治愈的,要求患者一定要劳逸结合,配合治疗,方不会复发。

【常用方药】

治疗方法:

芪杞汤:黄芪 50g,枸杞 3g,党参 15g,酸枣仁、柏子仁、石菖蒲、琥珀、灵芝、龙眼肉、茯神各12g，纳差加三仙、陈皮各10g。心慌加灵甘草15g，磁石10g。每日1剂，水煎服，早、晚各1次。10剂为1个疗程。

芪杞汤中黄芪补气，枸杞补血为主药，辅以党参补气，酸枣仁、柏子仁、石菖蒲、远志、琥珀、灵芝、龙眼肉、茯神、安神，三仙、陈皮，健脾，诸药配伍，共奏健脾养心安神之效。

【验案赏析】

刘某，女，21岁，高三学生。初诊2004年4月3日。主诉头昏，失眠半年，加重1个月。患者起早贪黑过度用功，日久导致精神不振，头昏，失眠，起初每晚能睡1～2h，发展到现在彻夜不眠，而且愈着急愈不能入眠。患者整天无精打采，精神不振，情绪紧张，容易兴奋，注意力不集中，记忆力减退，心慌，纳差，初诊时患者面色萎黄，测血压正常，心率90次/min，诊断：神经衰弱。中医辨证属于气血两虚型。治法：健脾养心安神。处方：黄芪50g，枸杞20g，党参、酸枣仁各15g，柏子仁、石菖蒲、琥珀、灵芝、龙眼肉、茯神、三仙、陈皮各10g，5剂，水煎服。2诊：4月10日。患者食欲增加，睡眠改善(已能入睡2～3h)，其他症状均有所好转，继服5剂。3诊：4月20日。诸症均已好转，惟睡眠不踏实，易醒多梦。原方加炙甘草20g，磁石10g，又服5剂。5月20日，患者来到医院，说已能正常入睡。为巩固疗效嘱患者今后一定要注意劳逸结合，看书时间不应太长，看书中应适当休息，一定要注意调理饮食，注重营养，万不能一味追求名次，结果适得其反。随访1个月未复发。患者今年如期参加高考，如愿考入大学。

解郁汤⋯⋯治疗神经衰弱

闫 芳医师,主要从事神经内科临床工作(广西桂林市第四人民医院,邮编:541001),采用解郁汤治疗神经衰弱,并与西医治疗,疗效明显。

【绝技妙法】

神经衰弱属中医学失眠范畴。多由于情志所伤、饮食不节、病后年迈、禀赋不足、心虚胆怯等使机体内在的气血脏腑功能失调所致。

【常用方药】

治疗方法:

舒乐安定1~2mg,每日1次睡前服,黛力新,每日1次上午服1片,或每日2次,每次1片,上午及午睡后服用。

在以上治疗基础上加自拟解郁汤治疗。

药物组成:琥珀(冲末)1g,合欢皮15g,白芍药9g,黄连6g,阿胶(烊化)10g,黄芩6g,酸枣仁15g,知母10g,茯苓10g,川芎15g。浓煎成125mL/包的2包,每次服1包,2次/d。

疗程:10d为1个疗程,治疗2个疗程。

解郁汤中琥珀安五脏,定神志,镇惊安神;合欢皮安神解郁,入脾补阴,入心缓气而令五脏安和,神气舒畅;白芍药益血柔肝益脾,用其苦入心,收敛肝阴;配合黄连阿胶汤取其滋阴降火,清心安神之功;酸枣仁汤疏肝养血安神。据研究上述诸药均有一定的中枢性镇静催眠作用,阿胶、知母能调节内分泌及增强抵抗力,川芎更具有增加脑血流量,对慢性微血管循环障碍有明显改善作用。诸药合用，起到了镇静安神，改善大脑血液循环，使脑部血流充沛，促使受伤神经细胞的修复及神经介质内分泌的平衡协调，增强其免疫力，从而使大脑的精神活动得到根本的恢复。

柴胡枣仁汤……治疗神经衰弱

孙伟义 (黑龙江省中医研究院，邮编 :150036)、屈永利、韩 冰医师，采用柴胡枣仁汤治疗神经衰弱，疗效满意。

【 绝技妙法 】

孙伟义等医师在治疗本病时体会到，在心、肝、脾、肾四脏之中，以肝最为重要，肝血不足，肝体失柔、疏泄失调，久则肝阴亏损，内生郁热，相火妄动，魂不守舍，阴亏阳胜，阳不入阴，则失眠多梦；肝阴不足肝阳偏亢，则头晕头痛，心情烦躁；肝为罢极之本，耐疲劳而主体力，魂由肝所系，疲劳或用脑过度，必伤于肝，肝伤精绝，则不耐疲劳，可见神疲乏力，精力不集中，甚则记忆力减退。此外，本病与胆也有密切关系，胆气不足，则胆小易惊；胆经有热，则失眠多梦。神经衰弱的多种症状无不与肝胆有关。故治疗多从肝入手，肝血不足者，以养血柔肝为法；肝阴不足者，以养阴清肝为治。调肝安神为基本大法。柴胡酸枣仁汤为基本方。

【 常用方药 】

治疗方法：

柴胡枣仁汤药物组成：柴胡 10g, 黄芩 10g, 白芍 10g, 百合 20g, 酸枣仁 20g, 五味子 15g, 知母 10g, 川芎 10g, 茯苓 15g, 党参 10g, 大枣 5 枚，甘草 3g。并随证加减。

煎服方法：

患者每日 1 剂，水煎 2 次混匀，分中午和晚上临睡前 2 次口服。1 周为 1 个疗程，一般观察 4～6 个疗程。

柴胡枣仁汤中生地、白芍、知母、百合为甘寒之品，崇阴以制火，滋阴以清热，使肝木得养，肝体柔润，热清神安，阴阳平衡；以酸枣仁、五味子酸以收之，敛其太过，以酸补肝；肝急欲缓，以甘草、党参、大枣之甘，以缓其急；肝胆有热，以柴胡疏肝热，条达肝气。综观全方，具有养血柔肝，清热安神之功效。本人体会，治疗本病应多用阴药。少用阳药。此治疗 94 例神经衰弱，总有效率为 96.8%，说明从肝调治本病有很好的临床效果。

枣味安神汤······治疗神经衰弱

胡绍林医师（浙江省绍兴市第七人民医院，邮编：312000)用枣味安神汤治疗神经衰弱，取得了较为满意的疗效。

【常用方药】

治疗方法：

基本方：酸枣仁 30g，五味子 6g，合欢皮 15g，夜交藤 30g，茯苓 6g，远志 10g，炙甘草 4g，煅牡蛎 15g，煅龙骨 15g。每日 1 剂，12d 为 1 个疗程。共治疗 3 个疗程。并根据辨证加味。

(1) 心脾两虚

主症为失眠多梦，心悸怔忡、健忘，纳谷无味，腹胀便溏，面色无华，神疲力乏，舌质淡，脉细弱等。宜益气补血，宁心安神。加黄芪、党参、白术、大枣等。

(2) 阴虚火旺

主症为烦躁易怒，两颧潮红，目涩咽干，手足心热，少寐多梦，遗精早泄，注意力不集中，记忆力减退，舌红而干，脉细数等。宜滋阴泻火，宁心安神。加生地、麦冬、黄芪等。

(3) 心虚胆怯

主症为心悸，善惊易恐，坐卧不安，少寐多梦，梦中惊醒，舌脉一般如常，脉见虚数等。宜镇惊安神。加石菖蒲、龙齿、磁石等。

(4) 肝气郁结，化火扰心

主症失眠多梦，胸闷胁痛，口苦急躁、易怒，焦虑不安，舌质红，脉弦细数。宜疏肝解郁，宁心安神。加柴胡、丹皮、山栀等。

(5) 脾肾阳虚

主症失眠多梦，腰酸背痛，遗精阳痿，形寒肢冷，五更泄泻，舌质淡，脉沉细。宜温肾健脾，养心安神。合金匮肾气丸加减。

枣味安神汤中，酸枣仁养血补肝安神；茯苓、远志养心安神，又可交通心肾；夜交藤、五味子、合欢皮宁心安神；煅牡蛎、煅龙骨潜阳敛阴，安神定志；炙甘草调和诸药。诸药合用起到了宁心安神之功，从而取得了较好的疗效。

天麻钩藤饮加减……治疗神经衰弱

孙明军、李海军医师 (河南省巩义市中医院，邮编：451200) 以天麻钩藤饮为主方结合临床辨证治疗神经衰弱，取得满意疗效。

【绝技妙法】

根据孙明军、李海军医师的临床观察，本病以实证为主，即使兼有虚证也为本虚标实，以肝阳上亢，心肝火旺最常见。治疗以平肝潜阳、清心泻火为主要法则。

【常用方药】

治疗方法：

天麻钩藤饮药物组成：天麻10g，钩藤15g，生石决明15~30g，栀子10g，黄芩10g，川牛膝10~15g，杜仲10g，桑寄生10g，夜交藤15g，益母草10g，茯神15g。

随证加减：

心肝火旺者合黄连解毒汤；痰热盛者合黄连温胆汤；阴虚加天冬、白芍、龟版。水煎，日1剂，早、晚分服。1个月为1个疗程，可连服2个月。

治疗结果：

共治疗500例，痊愈296例，显效127例，有效64例，无效13例，痊愈率59.2%，总有效率97.2%。

对于兼见神疲乏力等脾气不足表现者，其病机也为肝气不舒，横逆犯脾，脾失运化所致。治以舒肝解郁，不可随便给予补气药。兼见心悸不寐者，其病机主要为肝火引动心火，扰及心神，心神不安所致，治以清心泻火安神为主，一般不可给予枣仁、柏子仁等养心安神之品。黄连解毒汤原为三焦热盛而设，历来被视为清热解毒类代表方，临床用于大热烦扰，错语不眠，或吐衄发斑以及外科痈疽疔毒等热毒之证。神经衰弱重症可见心肝火旺，在天麻钩藤饮中加入此方，可清心泻火，特别在治疗之初用之每可提高天麻钩藤饮之疗效，但不可久用，以免伤胃。

按摩、激光针……治疗神经衰弱

徐京团、梅欲忠、张学生医师（解放军第532医院，邮编:245600)采用按摩、激光针综合治疗神经衰弱患者，疗效满意。

【绝技妙法】

治疗方法：

1. 头部按摩

患者端坐。①推抹法：用双手拇指从印堂穴经眉弓推抹至太阳穴，接着从印堂穴经神庭、百会穴，推抹至风府穴。每次手法重复3遍；②按揉法：用拇指或食指指面按揉印堂、太阳、百会、风池、风府等穴，每穴1min；③指叩全头：十指分开弯曲呈爪形，用指尖抓、点、叩全头；④指或掌震百会穴：用右手中指或手掌轻按百会穴，静力震颤，使患者有上下贯通内动感；⑤用梳法沿两侧少阳经梳理头发，结束手法。整个手法操作16～20min。

2. 激光针疗法

手法结束后继用氦氖激光针Ⅰ型治疗机对准穴位，距20～30cm，功率3～5mW，垂直照射安眠、神门、太阳、内关、足三里、三阴交等穴，根据病情每次选4穴，每穴照射5min，每日1次，10次为1个疗程，疗程间休息1周，治疗期间嘱患者渐停安眠、镇静药。

根据中医经络学说："头者，诸阳之大会也"，脏腑气血皆上会于头部。本组手法，头部按摩重点操作的穴位有神庭、百会、风府、风池、太阳、印堂等，其中神庭为督脉与膀胱经、胃经之会穴，百会系手足三阳经与督脉之会穴。风池为足阳经与阳跷脉之会穴。太阳、印堂乃经外奇穴，通过对上述穴位的刺激，可调整诸经之经气，使气血得以畅通，脏腑得以魂养，阳阳得以平衡，从而改善一系列临床症候群。

激光针是由中医经络理论与现代先进激光技术相结合的一种治疗方法。激光针照射安眠、神门、内关、足三里等穴位，可起到安心神、补肾气、调肝脾之功能，这正是祖国医学理论治疗本病之所在。

徐京团、梅欲忠、张学生等认为，对于神经衰弱的治疗，应根据患者的心理特点进行启发、暗示、安慰等，是不可忽视的一个方面。特别对于患病时间长，屡治无效的患者，起到事半功倍的效果。

加减安眠汤······治疗神经衰弱

李成军、李　炎医师（黑龙江省查哈阳农场职工医院）在临床中，自拟"加减安眠汤"治疗神经衰弱，取得满意的疗效。

【绝技妙法】

神经衰弱患者多数心肝二脏阴血亏虚、相火偏旺，故"加减安眠汤"大多选用调理心肝二经的药物，是由酸枣仁汤、逍遥散、百合地黄汤、甘麦大枣汤、温胆汤化裁而成。

【常用方药】

治疗方法：

"加减安眠汤"的组方成分：百合、生地、炙甘草、元胡、大枣、柴胡、茯神、竹茹、丹参、枣仁、远志、夜交藤、合欢花、五味子、麦芽、陈皮等16味。

随证加减：

失眠多梦重者，百合、夜交藤、枣仁加至50g，兼有腰背酸痛者配合交泰丸交通心肾。虚热升火者白芍改赤芍，酌加丹皮、栀子；无失眠多梦并有周身困倦无力者，减上述镇静安神之品，加人参、仙灵脾；痰热内炽，胃失和降，心烦少寐，可与温胆汤加减；暑热夏日，汗出过多、气阴两伤，心悸头晕，神疲口渴，配伍生脉散治疗。

在选用单味药方面，如夜交藤、合欢花、远志、枣仁、五味子、丹参等品药物，研究其中有效成分都有镇静安眠的作用，能调节人大脑皮层兴奋和抑制的平衡，延长脑神经组织细胞的同化过程，而恢复人体情志思维活动和提高机体工作效应。治疗神经衰弱的患者散郁十分重要；肝郁首用柴胡，心郁者重用合欢，二者配伍丹参、麦芽、陈皮疗效更显。

对一部分无失眠而睡意很浓的患者，此方必须减去安神镇静之品，并应加入仙灵脾、人参、鹿茸，此药可兴奋神经系统和内分泌功能，凡此类患者阳虚者居多，应临床随证加减。

【验案赏析】

案1：杨某，男，18岁，学生，因脑力过度，而致神经衰弱，已休学治疗1年，中西医多方治疗难以收效。主诉自觉整天头晕脑胀，总有一种睡不醒之意，但夜间难以入睡，每晚只能有3～4h睡眠、梦多纷纭，晨起两目干涩，咽干口苦，眉宇间有紧缩之感。望舌淡尖边红，切脉弦细而数。选用"加减安眠汤"加菊花、川芎、蔓荆子，3剂大显效果，夜晚已安睡5～6h，又连投6剂，诸证基本消失，现已上学半年，未见再发。

案2：于某，女，38岁，工人，患神经衰弱2年不愈，自觉周身困倦乏力，夜间睡眠正常，皆微恶寒，巅顶麻木，并有心悸头眩食少纳减，医生曾选用过吴茱萸汤等方屡治未效，笔者用加减安眠汤调治10余剂而收功。

解郁安神散……治疗神经衰弱

孙怡、周绍华、谢道珍等医师（中医研究院西苑医院，邮编：100009）在门诊采用解郁安神散（冲剂）治疗满3周以上的神经衰弱，效果良好。

【常用方药】

药物制剂：

解郁安神散由消遥散、甘麦大枣汤、酸枣仁汤加减化裁而成：郁金、栀子、红枣、生龙齿、远志、枣仁、柴胡、当归、茯神、菖蒲、百合、半夏、南星、炙草等，制成冲剂，每袋 5g。

服用方法：

每天中午饭后冲服 1 袋 (如无午睡则免服)，夜晚睡前半小时冲服 2 ~ 3 袋，服药 3 ~ 4 周统计疗效，此间不用其他镇静剂。

【验案赏析】

案 1：患者，男，49 岁，总工程师。1984 年 12 月在我科门诊治疗。

患者于 15 年前因工作忙而睡眠少，每夜只能睡 1 ~ 2h，多恶梦，记忆力减退，心烦，耳鸣，心悸，乏力，曾服中西药无效，每晚靠安眠酮 1 片和硝基安定 2 片，可睡眠 4 ~ 5h，遂后服药成瘾，改用解郁安神散，中午饭后冲服 1 袋，晚上服 2 袋，2 周后明显好转，睡眠由 2h 延长至 6h，头疼可基本消失，很少有恶梦，自觉精力较前充沛。

案 2：患者，女，44 岁，医生。1985 年 3 月在我科门诊治疗。

1965 年因受刺激后失眠，多梦，头晕，头疼，乏力，心烦，体检无阳性体征，诊为神经衰弱。经服用多种镇静剂后睡眠稍好，但症状无明显改善。遂每晚睡前半小时服解郁安神散 3 袋，睡眠明显好转，头晕、头疼、多梦等症状基本消失，但停药后看书多时仍犯病，坚持服药又好转，目前 1 周服药 1 ~ 2 次，睡眠、记忆力、精神均好，症状全部消失。

梅花针……治疗神经衰弱

钟梅泉医师（中医科学院广安门医院）采用梅花针，按中医辨证分型选穴治疗神经衰弱，疗效明显。

【绝技妙法】

神经衰弱发病原因与心、肝、脾、肾等脏的脏气虚损或失调有关，临床表现多种多样。其发病机理，如情志抑郁，肝失疏泄，可致气机不舒，脾失健运；若肾阴不足，则心火上炎，可致心肾失交，或肝阳亢盛等等。治疗时应掌握主证，当主证基本消除，兼证又见减轻，则应当继续采取调理巩固治法，不能中断。

1. 叩打方法

在穴位表面 0.5 ～ 1.5cm 直径范围内均匀叩打 20 ～ 50 下；脊柱两侧由上而下各叩打 3 行，第 1 行距脊椎 1cm，第 2 行距脊推 2cm，第 3 行距脊椎 3 ～ 4cm；头部呈网状形叩打若干行；上腹部自上而下叩打 8 ～ 9 行，横刺 4 ～ 5 行，剑突下密刺数针；腹股沟从外向内下方叩打 2 ～ 3 行；小腿内侧叩打 3 ～ 4 行。隔天治疗 1 次，治疗 15 次后，休息半月再继续下 1 个疗程治疗。叩击力量以中等强度刺激为宜。

2. 辨证选穴

(1) 心脾两虚型

证见失眠，头晕头痛，心悸，健忘，神倦乏力，纳食欠佳，腹胀或便溏，面色黄白不华，脉细弱，苔薄白或伴舌尖红。胸椎 5 ～ 12 两侧和腰、骶部有条索、泡状软性物有压痛，小腿内侧三阴交穴处压痛明显。

拟养血安神、补益心脾为治。选取部位：胸椎 5 ～ 12 两侧、腰骶部、小腿内侧、阳性物处、足三里、中脘、内关、神门；失眠严重者重点叩打颈部、骶部、内关、三阴交；头痛头晕者重点叩打风池、太阳、头部；胃脘不适、腹胀便溏者重点叩打胸椎 5 ~ 12 两侧、上腹部、中脘、足三里。

(2) 肝郁气滞型

证见失眠，常彻夜不寐，精神抑郁，闷闷寡言，头晕头痛，多梦，性急，胸闷，两胁胀痛不适，胃纳欠佳，口干苦，便干溲黄，脉细弦，苔薄腻。胸椎 5 ~ 10 两侧及项窝处有压痛的条索状物，腰骶部有结节或泡状软性物。拟疏肝解郁、宁心安神为治。选取部位：颈部、胸椎 5 ~ 10 两侧、骶部、头部、阳性物处、风池、期门、三阴交、中脘、大椎。精神症状明显、失眠甚者，重点叩打颈部、骶部、大椎、中脘、期门、印堂。

(3) 心肾不交型

证见失眠，心烦性急，心悸，头昏头痛，神倦乏力，健忘耳鸣，腰酸痛，步履无力，夜尿频数，遗精阳痿，脸灰暗或㿠白，脉细小数，苔薄质红。胸椎 5 ~ 8 两侧有压痛的条索状物，腰骶部有泡状软性物，小腿内侧有压痛。拟滋阴补肾宁神，交通心肾为治。

3．选取部位

腰骶部、胸推 5 ~ 10 两侧、颈部、阳性物处、大椎、百会、神门、三阴交。遗精阳痿者，重点叩打腰骶部、腹股沟、小腿内侧。

上述各型病症经治后如基本消除，则可选取脊柱两侧（重点叩打颈部、腰骶部和大椎）、中脘、百会、神门、足三里等部位叩打以巩固疗效。

人体十二皮部及十二经脉和脏腑有密切关系。经络是人体气血运行的通道，如果经脉闭阻，人体就会发生疾病。本组所选用治疗部位和穴位是根据中医理论脏腑与体表的关系以及患者的症候而选用的。如内关穴是心包经的络穴，有补心血、振心阳、理气降逆、宁心安神之效；神门穴能益志宁神；风池穴为胆经穴，肝胆相表里，有调和气血、疏肝清头目作用；大椎穴系手足三阳之会穴，能调和气血，壮体益阳；百会穴具有健脑宁神、开窍回阳、平肝熄风作用；中脘穴能调理脾胃，行气化滞，期门穴可疏肝理气解郁，足三里是足阳明胃经穴，能调理脾胃；三阴交穴能健脾益气、调补肝肾。脊柱两侧为足太阳膀胱经所过，五脏六腑俞穴也都在背部，它是经气输出之所在。因此，脊柱两侧具有调治脏腑病症，保健强身作用。心俞有调理气血、宁心安神作用，肝俞、胆俞有疏肝利胆、养血平肝、清头明目作用；脾俞、胃俞有健脾胃、助运化、补脾阳、益营血作用；肾俞能补肾壮阳、强健脑髓作用。综观上述治疗部位和穴位功用，采用梅花针叩打有关部位和穴位的皮部，可使相应脏腑的功能紊乱得到纠正，有利于疾病的康复。

中医……治疗神经衰弱

裴效先医师（新乡医学院一附院）、原文浩、李素霞医师，对神经衰弱患者采用中医治疗，取得较好疗效，并积累了一些经验。

【绝技妙法】

治则与药物：养心宁神，镇静安眠，收敛止汗，定惊除烦，补养心肾。

(1) 养心宁神

青龙齿、茯神、远志、石菖蒲、珍珠母、石决明。

(2) 镇静安眠

炒枣仁、柏子仁、紫石英、白石英、磁石、铁落、朱砂、琥珀。

(3) 收敛止汗

龙骨、牡蛎及五味子。

(4) 补养心肾

何首乌、夜交藤、益智仁、紫河车、熟地。

(5) 经验方

青龙齿 20g，茯神 30g，远志 15g，石菖蒲 20g，珍珠母 30g，益智仁 10g，炒枣仁 20g，柏子仁 15g，夜交藤 30g，白石英 20g。头痛加川芎、细辛、蔓荆子；头晕加天麻、防风；失眠严重加磁石、铁落、朱砂、琥珀，重用炒枣仁、夜交藤；健忘加石决明，重用青龙齿、真珠母；痰多加橘红、青礞石；食欲不振加佛手、白术、麦芽、鸡内金；口干渴加寸冬、石斛；汗多加龙骨、牡蛎、五味子；体虚加紫河车、人参。

【验案赏析】

曹某,女,36 岁,1983 年 6 月 9 日初诊。患者头痛、头昏、健忘、失眠、虚汗、口干渴、食欲不振。既往有神经衰弱病症。舌质淡,苔白,脉细弦无力。诊为神经衰弱复发。处方：茯神 30g,远志 10g,石菖蒲 15g,珍珠母 20g,龙齿 10g,牡蛎 20g,白芍 10g,五味子 10g,炒枣仁 20g,夜交藤 20g,川芎 10g,佛手 15g,乌药 15g,寸冬 10g,7 剂,水煎服,每日 1 剂。

另用朱砂 6g,细辛 4g,琥珀 3g,共研极细面,分为 7 包,睡前服 1 包。

二诊:6 月 18 日,服上药 7 剂后头痛减轻,食欲增加,仍有汗、口渴、头昏、失眠、舌质淡,脉细弦。方用茯神 20g,石菖蒲 15g,龙齿 10g,牡蛎 20g,珍珠母 20g,磁石 10g,紫石英 15g,陈皮 10g,枳壳 10g,寸冬 10g,五味子 12g,炒枣仁 20g,夜交藤 20g,防风 6g,佛手 15g,7 剂,水煎服,每日 1 剂。另用朱砂 10g、细辛 7g,共研极细面,平分 7 包,睡前服 1 包。

1年后患者诉说，服上药后病痊愈，神经衰弱未再复发。

老中医……治疗神经衰弱

王老有40余年的临床实践，对本病治疗体验很深，治疗上颇有独到之处。现将李会学（锦县中医院）整理其经验介绍如下。

【绝技妙法】

王老认为本病虽与心脾肝肾有关，但以肝脏最为重要。因肝属木，喜条达疏泄，恶抑郁，忌精神刺激。违反这个特性，就会产生病症。

王老治疗本病善从肝入手，习用疏肝解郁，通调气机，佐以养心，调脾，益肾之法。临床治疗本病均以逍遥散为主方，随证合用养心汤、补心汤、归脾汤、知柏地黄汤、金匮肾气丸增损。吾师认为治疗本病以逍遥散为主方其意有二：①凡有肝气郁结表现者投此剂以舒肝解郁，使肝气舒畅；②无肝气郁结表现者投此剂意在条达五脏气机。

临床以肝气郁结为主要表现者逍遥散加行气解郁之品；心气虚、心阳虚为主要表现者，逍遥散合养心汤加减；心血虚、心阴虚为主要表现者，逍遥散合补心汤加减；脾虚血亏为主要表现者，以逍遥散合归脾汤加减；肾虚为主要表现者，以逍遥散合知柏地黄汤、金匮肾气丸加减。

此外，王老对本病不但注重药物治疗，更强调精神疗法。医生要耐心细致地为患者诊治疾病，同时要向患者解释病情，以解除患者痛苦，患者要树立战胜疾病的信心，积极接受治疗。只有这样，才能获得预期效果。

【验案赏析】

案 1：张某，女，40 岁，工人。1980 年 9 月 6 日初诊。2 年前患神经衰弱，曾经各地医治无效。患者情绪焦虑十分痛苦，迫切求医。就诊时主证：心悸时作时休，夜寐乱梦纷纭，食欲不振，体乏肢懒，面色少华，手足心热，潮热盗汗，舌红苔少，脉细数。四诊合参，乃阴血不足，君主失养而致诸症。逍遥散合补心丹加减：当归 20g，白芍 20g，茯苓 15g，焦术 15g，柏仁 15g，酸枣仁 20g，二冬各 15g，生地 20g，党参 15g，柴胡 20g，桔梗 15g，五味子 10g，远志 15g，玄参 15g，丹参 15g，甘草 10g。连服 15 剂，心悸稍减，夜寐梦轻。续服 10 剂后，患者喜告，心安寐实，食欲大增。投养心安神片继服 1 个月。病愈体健，至今未发。

方中当归、白芍、生地、麦冬、天冬、丹参补血养心；党参、焦术、茯苓、甘草健脾补气益心；五味子益心阴、敛心气；远志、柏仁、酸枣仁宁心安神；柴胡、桔梗疏肝郁，调气机，理中焦，诸药合用，则气机通畅，气血平和，主明下安，诸症悉除。

案 2：孙某，女，24 岁，服务员。1979 年 12 月 10 日来诊。1 个月前曾在某医院诊为神经衰弱。服参茸安神丸、养心安神丸、刺五加片等药无效，故来我院治疗。现患心悸发慌，胸胁胀闷，头晕胀痛，纳谷不馨，入眠即梦，情绪不稳，舌尖赤边瘀点，脉弦细而涩。心电图示：窦性心动过速。脑血流量图呈脑血管床不稳定波型。中医辨证为肝郁气滞。治宜疏肝解郁，逍遥散增损。当归 20g，白芍 20g，柴胡 15g，茯苓 10g，焦术 20g，薄荷 15g，青皮 15g，枳壳 15g，合欢花 30g，甘草 10g，郁金 15g。连服 10 剂，诸证悉除。检查：心电图、脑血流量图均示正常。随访至今未再发。

方中柴胡疏肝解郁，引药入肝；青皮、枳壳宽胸快膈，调气行滞，薄荷疏肝兼清头目，合欢花、郁金理郁安神；当归、白芍补血养肝；

茯苓、焦术补脾渗湿，茯苓又可宁心；甘草甘缓调和诸药。上药合用，共奏疏肝解郁，补益心脾之效。

自拟一百三白汤……治疗神经衰弱

关学庆医师(兴隆县医院，邮编:067300)采用自拟一百三白汤治疗神经衰弱，疗效满意。

【常用方药】

一百三白汤药物组成及剂量：百合 30g，白芍 12g，白薇 12g，白芷 12g。

煎服法：将上药加凉水 500mL，浸泡半小时后用文火煎，沸腾后半小时取药汁，然后再加凉水 150mL，依前法煎，先后共取药汁 300mL 左右，2 次混合，分早、晚 2 次温服。7d 为 1 个疗程。

在一百三白汤中百合为君药，《日华子本草》中说百合具有安心、定胆、益智、养五脏之功能，白芍为臣药，《本草备要》中有"补血、泻肝、益脾、敛肝阴"的记载，白薇为佐药有清热凉血功效，在《千金方》中配合滋阴药治虚热，白芷为使药，在《用药法象》中说"疗风通用，其气芳香，能通九窍"。总之，本方具有滋阴安神止痛的功能。

神经衰弱一症以虚证为多，与心脾肝肾有关，尤以心、肾二脏最为重要，在治疗上以一百三白汤为基本方，适当的加味如下：

(1) 心脾两虚

面色萎黄，食少倦怠，气短神怯，健忘征仲，少寐，妇女月经不调，舌质淡苔白，脉沉细。宜本方配合补益心脾的归脾汤合用。

(2) 肾阴亏虚

腰酸腿软，遗精盗汗，口干不欲饮，舌红少苔、脉细。宜本方配合滋肾补阴的六味地黄汤合用。

(3) 阴虚火旺

颧红唇赤,虚烦不寐,阳兴梦遗,潮热盗汗,尿黄便秘,舌质红少苔,脉细数。宜本方配合滋阴降火的知柏地黄汤合用。

(4) 心肾不交

虚烦不得眠,梦寐遗精,目眩耳鸣,夜间多尿,舌质红无苔,脉虚数。本方宜配合交通心肾的交泰丸合用。

(5) 脾肾阳虚

少气懒言,腰膝酸冷,便溏,白带多,舌质淡苔白,脉细。本方宜配合温补脾阳的四神丸合用。

【验案赏析】

王某,男,19岁,学生。于1988年4月9日上午就诊。自述失眠多梦,记忆力减退,伴有气短身倦、纳差,面色萎黄少华,舌质淡苔白,脉沉细。物理检查胸透、血、尿常规均正常,诊断为神经衰弱,中医辨证为心脾两虚,治以补养心脾,益智安神,方用一百三白汤加味:百合30g,白芍12g,白薇12g,白芷12g,炒杏仁25g,龙眼肉12g,远志10g,白术12g,党参25g,黄芪30g,神曲15g。水煎,每日1剂,分早、晚2次温服。连服6剂后,再诊,每夜能睡6 h,记忆力好转,饮食增加,但仍做梦身倦。检查舌脉如前,在上方基础上加合欢皮12g,夜交藤25g,又服10剂后失眠,多梦消失,记忆力正常,身感有力。以后随访已参加工作。

以"夜枣汤"为主辨证分型……治疗神经衰弱性失眠

张孟林医师(安徽省皖中医院)以养血安神立法,自拟"夜枣汤"结合辨证分型治疗,效果满意。

【绝技妙法】

失眠是神衰的主要症状，因此，控制失眠，是治疗神经衰弱的关键，夜间能寐，白日才能精力充沛，故余拟"夜枣汤"其义在此。

【常用方药】

夜枣汤组成及剂量：夜交藤30g，酸枣仁20g，当归15g，大红枣5枚。上方水煎，每日1剂2煎，下午首剂，临睡前再剂，服药期禁烟茶。

功用：养心安神，主治：神经衰弱失眠症。

辨证分型：

(1) 心脾血虚

面色㿠白，心悸气短，失眠盗汗，头晕纳差，舌色淡、苔薄白，脉细弱、此乃心脾血虚，血不养心，治宜补心健脾，养血安神。夜枣汤加党参、熟地、白芍、白术、黄芪、茯神、陈皮之类。

(2) 肝肾阴虚

头晕眼花，失眠盗汗，性情急躁，手颤头摇，尿黄便干，口苦，舌质红、苔薄黄，脉弦，此乃肝肾阴虚，心阳浮越，治宜养血安神，滋肝益肾；夜枣汤合知柏地黄汤加减。

(3) 心肾不交

头晕耳鸣，失眠乏力，多梦健忘，注意力不集中，手足心热，遗精或阳痿，舌质红，脉细数，此乃肾阴不足，心火独亢，治宜养血安神，补心滋肾，夜枣汤加黄连、阿胶、生地、远志、肉桂、茯神等品。

"夜枣汤"方中夜交藤，味甘性平，专治虚烦不寐，多梦健忘，酸枣仁味酸性平，宁心安神，镇静催眠，两药性平味甘酸，甘能缓阳援阴，酸能敛阴纳阳，当归补血养心。大枣健脾补虚，结合辨证分型施治，主次结合，针对性强故收效快。

除药物治疗外,适当调整生活和工作习惯也是治疗本病重要的一环。

养心安神汤······治疗神经衰弱睡眠障碍

王　玮、王秀英医师(西安市中医医院,邮编:710001)运用自拟养心安神汤治疗神经衰弱之睡眠障碍,取得较满意的疗效。

【绝技妙法】

神经衰弱之睡眠障碍,属于中医"不寐"范畴,多为情志所伤、劳逸失度、久病体虚、五志过极、饮食不节都能引起阴阳失交、阳不入阴而形成不寐。而现今社会竞争激烈,人们生活工作压力增大,不少人为生活前途奔波劳碌,思虑过度,致使心血暗耗,虚阳上扰,血耗则无力养心,阳扰则阳难入阴,故令睡眠障碍。王玮等医师在临床中观察到的类型大多如此。

治疗方法:

服用自拟养心安神汤。

【常用方药】

药物组成:黄芪 30g,当归、生地各 12g,通草、生甘草各 9g,竹叶 6g,水煎服,日 1 剂,分早、晚服。

随证加减:

肝火旺者加龙胆草,心火旺者加黄连,痰热盛者加胆南星,心脾虚者加龙眼肉、白术、甘草,心胆气虚者加龙齿、珍珠母;对照组:服用谷维素 20mg,3 次 /d;安定 5mg/1 次,晚服。

所拟之养心安神汤实由当归补血汤合导赤散加减而成。当归补血汤为东垣方，其"当归味厚，为阴中之阴，故能养血；黄芪则味甘，补气者也。今黄芪多数倍，而云补血者，以有形之血，不能自生，生于无形之气故也《内经》云阳生阴长，是之谓耳"，故能养心血。导赤散为钱乙方，其"生地黄甘寒入肾，凉血而清热，肾热清而脑热自解。木通甘淡，能降心火下行，导热从小便而出，故曰导赤。竹叶甘寒，寒能胜热。甘草味甘，最能缓正，亦能清热。此方行气不伤气，凉血不伤血"故能降心火。两方合用可使阴实而阳秘，心血旺，心火降，睡眠改善。

【验案赏析】

刘某，女，32岁，业务员。2005年12月5日来诊。睡眠障碍2年余。患者在某公司做业务员，由于公司对员工业绩要求甚严，患者自觉工作压力极大，经常睡眠不能按时，日久即觉睡眠障碍。入睡困难，常需2~3h才能入睡，严重时甚至彻夜不眠，且自觉睡眠轻浅，多梦，稍有动静即醒过来，醒后久久不能再入眠。自服安神补脑液等中成药，疗效欠佳。又服用安定、佳静安定等西药，服后睡眠有所改善，但停药后依然如故，且惧怕西药副作用及安定依赖，遂来诊。各项检察未发现器质性疾病。经与之谈心解郁，服用养心安神汤原方，当晚即觉睡眠改善，3d后可不用安定自行睡眠4h，7d后睡眠即正常。

【按语】神经衰弱之睡眠障碍与社会、心理等因素关系密切，而此类患者在遇到生活中较大波折时往往使病情出现反复，因此需要及时对患者进行心理疏导，使疗效稳固。另外，因为我所拟方案并非即时催眠药，必须要对患者作好解释工作，使患者明白治疗是需要一个过程的，否则，浅尝则止是无济于事的。

二、癔　病

防己地黄汤……治疗癔病发作

张国亭、杨晓南医师(河南南阳市中医院,邮编:473003)应用仲景经方防己地黄汤加味治疗癔病发作,疗效满意。

【绝技妙法】

癔病在祖国医学中属郁症、脏躁、百合病、气厥等病证范围。本病主要病因病机是情志失调,气血逆乱,火郁痰结,食积湿聚,血瘀气滞,正气耗伤,以致脏腑气血阴阳升降失调,波及表里内外,四肢九窍而产生各种复杂多变的表现。

【常用方药】

以仲景防己地黄汤为基本方:生地黄150g,防己、防风、桂枝、甘草各9g。

随证加减:

痰火重者加郁金、石菖蒲、白矾;肝气郁结重者加柴胡、白芍、枳实、木香、合欢皮;若气滞血瘀者加丹参、桃仁、红花。

煎服方法:

每日1剂,水煎分3次服,20d为1个疗程,1~3个疗程观察疗效。

张仲景《金匮要略·中风历节病篇》记载:"防己地黄汤,治病如狂状,妄行,独语不休,无寒热,其脉浮。"其病机是营血郁热。

方中重用生地黄滋阴清热、养血固本为主,防己、防风、桂枝轻清升散风邪为辅。全方共奏滋阴、降火、疏风清热、安神定志之功,应用于治疗癔症性精神病发作,疗效十分满意,总有效率达94%。

【验案赏析】

王某,女,23岁,已婚。患者数年来眩晕易乏,失眠多梦,时而心慌、气短,10d前因生气后,突然哭啼吵闹,时而昏仆欲绝等。四诊所见:神清,精神恍惚,表情呆滞,胡言乱语,面略赤,脉轻取浮,重按细数。予滋阴降火、疏肝清热、安神定志,方用防己地黄汤加味:生地黄150g,防己、防风、桂枝、甘草各9g,栀子、麦冬、玄参各15g,知母、黄柏各12g,夜交藤30g,朱砂(冲)2g,琥珀(冲)5g。6剂,每日1剂,水煎服。1周后复诊,精神恍惚、胡言乱语、夜不寐等症明显减轻。继服14剂后患者清醒如常人。嘱患者继续巩固治疗,原方药生地减量为30g,余剂量不变。

针刺配合甘麦大枣汤……治疗癔病失语

许克洋医师(安徽省庐江县中医院,邮编:231500)、高先德医师,运用针刺并配合甘麦大枣汤治疗癔病失语,疗效满意。

【绝技妙法】

癔病失语又称"缄默症"(不言症),中医称"风癔"、"暴瘖",其发音器官无病变,声带活动亦正常,以运动和感觉功能障碍为表现。天突穴乃会厌下方任脉之穴位。《灵枢·忧恚无言》:"人卒然无音者,寒气客于厌,则厌不能发,发不能下至,其开阖不致,故无音。"以及"足之少阴上系于舌,络于横骨,终于会厌,会厌之脉上络任脉,取之天突,其厌乃发也。"《金匮要略》:"妇人脏躁,喜悲伤欲哭,像如神灵所作,数欠伸,甘麦大枣汤主治。"其实脏躁病与癔病极相似,发病虽以女性为多,但男性亦可发病,本文病案举例就是一男青年所发典型的癔病失语。据上所述,凡癔病失语均可针刺天突穴促其言语,继则针刺其他有关穴位配合频饮甘麦大枣汤巩固疗效并兼治其他症状,故失语得治,其他表现随之消除。

治疗方法:

(1) 针刺穴位

以天突穴为主,抽搐加刺人中;哭笑者加刺双侧合谷、神门;木僵加刺十宣穴;癔病瘫痪者加刺曲池、阳陵泉、足三里、三阴交。

(2) 针刺方法

天突穴进针 0.2 寸达皮下,沿胸骨直刺 1 寸,平补平泻;人中穴针尖向上斜刺 0.5 寸;十宣穴针刺 0.3 寸,挤出血为度;其他穴针刺 0.5~1 寸,且可强刺激。

(3) 甘麦大枣汤

甘草 10g, 小麦 30g, 红枣 10 枚, 煎服, 每日 1 剂。

【验案赏析】

吴某,男,20 岁,农民,1996 年 3 月 10 日初诊。平时傲强,性格内向,此次发病因其父病重,患者先是在家悲伤流泪,继则胡言几句后昏睡不醒,呼之不应,3d 不吃不喝,呈木僵状态,家里人勉强喂吃喂喝,也是生吞活咽。检查时颈软,精神痴呆,双目无神,切按眶上神经呈浅昏迷表现,因昏迷时间过长,给予颅脑 CT 扫描无异常,在门诊针刺合谷、十宣并行强刺激,且大声问之,才勉强说出个"疼"字,以后还是一句话不说,遂收住院,给予胞二磷胆碱及清开灵静脉使用,3d 后仍不讲话,家里人偷抬回家,请"大神"搞迷信,使病情加重,于第 5 天抬回医院,再给予针刺天突穴,能说"疼"字,能讲名字,但精神仍差,给予甘麦大枣汤 5 剂,令煎后频饮,服 3 剂即清醒，能正常言语，说要求回家，这时癔病表现完全消除。

加味甘麦大枣汤配合针刺……治疗癔病性瘫痪

李英才、郭学民、赵国朝医师（河南省南乐县精神病医院，邮编:457400)采用加味甘麦大枣汤配合针刺疗法治疗癔病性瘫痪，取得了较好的疗效。

【绝技妙法】

癔病性瘫痪的发生多因于七情所伤，而与心、脾、肾、肝诸脏功能的失调密切相关。盖情志抑郁，肝郁则化火伤阴；或惊恐伤肾，水不涵木，致虚火上浮；或思虑太过，伤及心脾。心血耗损则神不守舍，血运不畅；脾胃受损则化生无源，肌肉宗筋失于濡养，肝失疏泄则阳气不能布达于四肢，遂致肢废不用。故治宜补养心脾，益气养血为主。

取《金匮》甘麦大枣汤，为治脏躁主方，佐以生地、麦冬、白芍滋阴平肝；茯神、柏子仁养心安神；续断、杜仲、桑寄生补肾养肝、强腰壮筋。针刺则以调理气机为主，取气会之膻中、肝经原穴之太冲，以解郁宽胸，疏理气机，取心经原穴之神门，以宁心安神；辅以胃经之足三里、丰隆，以培补气血，以合"治痿独取阳明"之意；更取筋会阳陵泉，壮筋骨活络舒筋；诸阳之会大椎穴，以振奋一身阳气，疏经通络，针药并施，内外兼治，则痿症可愈。

【常用方药】

加味甘麦大枣汤组成：甘草 9g，小麦、桑寄生各 30g，大枣 5 枚，麦冬、白芍、茯神各 12g，生地、柏子仁各 20g，续断、杜仲各 15g。

随证加减：

肝郁气滞者加青皮、香附、柴胡；不思饮食者加麦芽、鸡内金。每日1剂，水煎服。

针刺取穴：

大椎、膻中、丰隆、足三里、阳陵泉、太冲、神门。头痛头晕者加风池、百会、太阳；上肢关节不利者加曲池、外关。手法：情感抑郁者，治宜泻法为主，施强刺激法，血气少者，用补法；瘫痪严重者可施以电针，电流输出量一般以患者能忍受为限。留针20～30min,8d为1个疗程。

【验案赏析】

郝某,女,38岁。1990年10月28日初诊。患者4个月前产后因生气而致头痛，失眠，痛引后项，继而两下肢麻木而发软，但可以行走。家属认为系产后身体虚弱而未在意。10d前因与婆婆生气，遂感下肢软而无力，不能行走，且站立不稳，但卧床时下肢尚可活动。刻见：上下肢瘫痪无力，手指强直，屈伸不利，时而哭笑无常，胸胁胀痛，头痛失眠。脉沉弦，苔微黄而腻。诊为癔病性瘫痪。证属心脾两虚、阴血不足。治拟养心补脾、甘润滋补。拟加味甘麦大枣汤加青皮、香附、柴胡各10g,每日1剂。针利大椎、膻中、丰隆、足三里、阳陵泉、太冲、神门、风池、百会、曲池、外关。共治疗5d而痊愈。停针刺，继服中药5剂，以善其后。

针药并用……治疗癔病

刘芳琴医师（河南驻马店市精神病医院，邮编:463000)采用针药并用法治分离型癔病，疗效颇著。

【绝技妙法】

从癔病的病因症状看，属于中医"郁证"、"脏躁"的范畴。大多发病前有外界精神刺激或自身所愿不能郁久成疾。病因特点突出表现为"郁"、"痰"、"热"3种内邪亢盛之实证。肝气郁结，痰热内盛，蒙蔽清窍致哭笑无常，精神恍惚，不能自主。

治疗方法：

电针取穴：百会、印堂、内关、合谷、丰隆、太冲、涌泉。刺激方法：进针后先强刺激泻法，再取百会、印堂为组穴，太冲、涌泉为组穴接电针仪，取连续波频率升至最大，均匀地将输电量开至所需强度。强刺激：输出电压 60~70V，1 次 10~30s，若症状不缓解可重复 3~5 次，中间休息 5min。弱刺激：电压 8~20V，1 次 20min。发作期予强刺激控制症状，发作后予弱刺激巩固疗效。每日 1 次，可治 1~7d。

【常用方药】

自拟醒脑汤：礞石、灵磁石各 50g，全瓜蒌、百合、夜交藤各 30g，茯苓 20g，香附、太子参、石菖蒲、远志各 15g，灵甘草 10g，胆星 6g。便秘者加生大黄 10g；心烦失眠重者加炒栀子 15g，黄连 5g。每日 1 剂，水煎饭后服，1 个疗程 7 剂。

电针配合醒脑汤治疗暗示疗法难以奏效的分离型癔病收效迅速，复发率低，疗效颇佳。

醒脑汤用大剂量礞石、磁石重镇潜降以宁神，全瓜蒌、胆星、百合、夜交藤清热化痰养心以安神，菖蒲、远志醒脑开窍以醒神，香附疏肝解郁，茯苓、太子参、甘草扶正护胃。电针取穴百会、印堂、合谷、内关清热除烦，醒神开窍；丰隆、太冲、涌泉豁痰泻肝，降逆平冲。针药并用，切中病机，相得益彰，使郁得解，热得清，痰得化,共奏镇惊开窍、醒脑调神之功,故收立竿见影之效。

【验案赏析】

赵某,女,41 岁,2001 年 6 月 4 日诊。因长期与公婆生气,近 2d 突发昏睡,夜间哭闹,不思饮食,言语错乱,便秘,舌红,苔黄厚,脉弦滑。诊为分离型癔病,证属肝气郁结,痰火蒙蔽清窍。治宜疏肝解郁,清热化痰,醒脑开窍。予醒脑汤加生大黄 10g,炒栀子 15g。5 剂,日 1 剂水煎服。立即电针强刺激 2 次,次日来治疗时家人言夜间安静,不胡言乱语。电针改为弱刺激。针药共治 5d,症状全消如常人,随访 1 年未复发。

电针······治疗癔病性失音

杨 冰医师(四川内江市第一人民医院,邮编:641000)采用电针治疗癔病性失者,痊愈率 100%。他的临床体会是临床治疗只要诊断明确,选准穴位,手法恰当,则有肯定疗效。

【绝技妙法】

治疗方法:

取穴:哑门、廉泉、通里(双)。

操作方法:

治疗前根据患者的病程长短及性格特征,通过给患者解释病情,说明治疗过程等,以取得患者的信任,使其配合治疗。取坐位,令全身放松,选准穴位,常规消毒。

先针哑门、廉泉,选用 30 号 1.5 寸毫针,哑门直刺或针尖略向下刺 0.8~1.2 寸,不作提插捻转;廉泉进针后向舌根方向斜刺 0.8~1.2 寸,提插捻转强刺激泻法,此时患者有如吞鱼刺感,舌根有麻胀感,边行针边引导患者发音,约1min后留针;通里穴选取30号1寸毫针,直刺0.3~0.5寸,提插捻转平补平泻。哑门、廉泉接G6805治疗仪连续波,频率120~150次/min,电流强度由弱到强,以患者耐受为度,可见患者舌体随电脉冲节律运动。留针30min,出针后轻轻揉闭针孔,以防出血或皮下血肿。经以上治疗,一般患者均能治愈。如已恢复发音,但音量低或沙哑、语言不流畅者,次日再治疗1次。

廉泉位于舌咽部,为任脉之腧穴,有通舌窍、利咽启音之效,舌为心之苗,心开窍于舌,故既能疏调舌本经气,又通里舒调心气,通里为手少阴心经腧穴,是本经络穴,能调心气,通窍络,疗失语,镇静安神。哑门为督脉之腧穴,位居脑后,其脉通于脑,与舌本相关连,能通经络,开神窍,清神志,利发音。三穴伍用,前后上下,通经接气,两面夹击,直达病所通调任督,平衡阴阳,通窍增音之功益彰。本病的诊断一定要明确,认真了解病史,排出其他器质性疾病。针刺的穴位准确及手法恰当与否是治疗的关键。哑门穴靠近延髓,应注意进针角度与深度,不宜深刺或斜向上刺,否则有出现意外的危险。廉泉穴强刺激在患者尽力发声后再留针。哑门、廉泉二穴接上G6805治疗仪进行电刺激,电脉冲与针刺双重作用,相互协调,提高疗效。

电针⋯⋯治疗癔病

章慧英、王云彩医师(江苏南通市精神卫生中心,邮编:226005)单独采用电针治疗癔病,收到了满意效果。

【绝技妙法】

癔病属中医"脏躁症"、"梅核气"、"奔豚气"、"部分癫症"等范畴。一般多认为起病与精神刺激情志不畅有关,祖国医学把一切思维、神志都归于心,情志过度损伤而致心神失常,人若为七情所伤则心不得静而神躁扰不宁也,由此说明过度的脑怒,抑郁、伤感等因素可使气血瘀滞,气机运行失于通畅,甚则阻逆不通。或气盛火炎阳亢而不宁,或气逆痰阻,经络阻滞,蒙蔽清窍,阴阳失调而发生。

治疗采用电针疗法:

(1) 取穴

主穴:人中、百会、印堂、天突、膻中、鸠尾、中三里。配穴:合谷 (双)、太阳 (双)、三阴交 (双)、涌泉。

(2) 操作

根据患者主要症状给予辨证取穴,每次选 2 个主穴,4 个配穴,或 2 个配穴 4 个主穴。常规消毒进针得气后,接通电针治疗仪,用连续波频率 4~12 次 /s,强度根据患者症状及耐受程度而定,实证输出量为强刺激,虚证输出量为弱刺激,如歇斯底里发作可加大刺激量到用电冲击疗法,电冲击每次不超过 20 次 /s,2 次间隔时间 30s,最多不超过 3 次。

电针治疗每日 1 次,每次 30min。每 10 次为 1 个疗程。

电针治疗时发现有约 1/3 的患者处于浅睡眠状态,这种现象可能与电针频率影响脑电波有关,因为正常人的脑电图在困倦时两半球前部可看到 4~7 次 /s 的电活动。

督脉有总督全身阳经作用,任脉有总督全身阴经作用,针刺取督、任二脉为主的穴位人中、百会、印堂、鸠尾有升阴和阳、调气宁神、通经开窍的作用,取天突可利咽降气,膻中行气调气、降气止呃,足三里为足阳明胃经的合穴,可健脾和胃调气血,再配以内关为心包经可宽胸利膈,三阴交为足三阴经交汇之穴可壮骨健脑,取涌泉有醒脑作用,治疗时按患者症状不同选配穴位均可收到满意疗效。

电针可起到调节大脑皮层兴奋和抑制的作用,对有精神兴奋性症状的癔症患者可产生抑制使其安静,而对有抑制症状的癔症患者则可解除其抑制缓解症状。

【验案赏析】

明某,女,48 岁,农民,1996 年 8 月 7 日因与家人发生口角后发病,表现牙关紧闭,憋气,面部紫红,不言语,四肢强直性抖动,由家属抬入本室诊治,查体无阳性体征,EEG 正常,诊断歇斯底里发作。选穴:人中、百会、太阳(双)、合谷(双)。电针治疗 30min 起针后,四肢柔和,症状缓解,能自述发病经过,针 1 次症状消失,随访半年未复发。

电针"志意穴"……治疗癔病

魏凤英医师(江苏省沭阳县中医院,邮编:223600)用电针"志意"穴作为惟一的治疗方法,不配合任何药物,疗效十分满意。

【绝技妙法】

癔病与中医的脏躁类似,是一种神经官能症,患者以女性多见,主要因素为忧思、恼怒、郁结等七情所伤,大多数在精神刺激后起病。《内经》云:"心者,君主之官,神明出焉"。由于肝郁化火,郁火内灼,迫使君主之官失职,发为"脏躁病"。另外,因心肝火旺,灼伤肾阴,水火不相济济,亦可引起"脏躁病"。所以"脏躁病"的发生与心、肝、肾三脏功能失调关系最为密切。而心包又可代心受邪,代心传令,因此在治疗本病时,首先取位于心包经的"志意"穴为主穴。根据肝胆相表里的关系,取胆经的"阳白"穴为配穴,二穴相配,相得益彰,则效若桴鼓。

治疗方法:

(1) 选穴主穴

"志意"穴系我们的经验穴,位于大陵与劳宫连线的中点。我们通过长期临床实践观察,在大陵、劳宫穴施用电针,同样能治疗"癔病"。但通电后,由于电流刺激,常使患者不自主地握拳、扭屈腕关节,致针体弯曲,不易取出。为避免弯针、折针之弊病,特选此点为主穴。配穴为胆经阳白穴。

(2) 操作方法

在穴位局部作常规消毒,1寸针刺入双侧阳白、志意穴。针刺得气后,在同侧阳白、志意二穴接 G6805 电针仪,选用断续波型,电流由小到大,逐渐增加,直至患者达最大耐受量为止,通电 3min。再把电源接到对侧腧穴上,用同样的方法,通电 3min。遂后起针,1 次治疗完毕,患者顿感全身轻松。每日治疗 1 次,7 次为 1 个疗程。第 1 疗程结束后,视病情需要,再决定下 1 个疗程,疗程间休息 3d。

【验案赏析】

周某,女,48 岁,农民。于 1992 年 2 月 4 日初诊,住院号 27166。病史:发作性哭笑无常 3 月余。3 个月前因家庭纠纷,受精神刺激,遂致语言错乱,时而哭,时而笑,时而呻吟,偶见手舞足蹈,肢体抽搐。经当地医院治疗无效,特来本院就诊。查:神志清楚,检查合作,心率 89 次/min,节律齐,两肺呼吸音清晰,腹软,肝脾肋下未触及,四肢脊柱无畸形,病理反射未引出,舌质红、苔薄黄、脉弦数。诊为脏躁病,证属心肝火旺,扰动心神,而致心神不宁。治用上法,经 3 次治疗,临床症状消失。再继续治疗 4 次,以巩固疗效。共住院 7d 痊愈出院。随访 1 年未复发。

针刺涌泉穴……治疗癔病性瘫痪

李　倩医师 (山东省济南建筑大学校医院 , 邮编 :250002)
采用针刺涌泉穴治疗癔病性瘫痪 , 疗效满意。

【绝技妙法】

癔病性瘫痪属中医痿症范畴 ,《内经》"治痿独取阳明" , 一般
取手足阳明经穴轮换使用 , 而本 20 例癔病性瘫痪却使用了足少阴
肾经中的涌泉穴。因为 , 涌泉穴是足少阴肾经之井穴 , 是十二经络
气脉交杂联系的部位。历代医家都把该穴作为开窍急救之穴。独取
涌泉穴意在调理全身气机 , 开窍宁神 , 从生理学角度上讲 , 选择针
刺治疗可通过给予适当的刺激后 , 神经通过传导促使大脑皮质引起
兴奋 , 使弱化的功能恢复 , 调整皮质及全身的活动而达到一针见效
之功。

治疗方法 :

治疗原则 : 调理气机 , 开窍宁神。取涌泉穴 , 单侧瘫痪取患肢 ,
双侧瘫痪取双肢。

具体方法 :

患者取仰卧位 , 双下肢自然伸直 , 取穴后皮肤常规消毒 , 用毫
针直刺 8 分 ~1 寸深 , 先施提插手法 , 得气后施大幅度捻转手法 , 反
复操作 3~5min, 以患者不能忍受为度 , 然后再留针 15~20min, 同时
让患者活动肢体 , 自如后起针 , 下床有人搀扶站立行走。因涌泉穴
较难进针 , 故选用毫针时不宜太长、太细 , 以免针刺时造成弯针。
治疗同时 , 应进行劝慰、暗示、诱导等心理疗法 , 以提高效果。

【 验案赏析 】

案1:女,20岁,因与同学发生纠纷生气,胸闷,肢体颤动,双下肢无力不能站立,无法行走。经服药治疗5d仍无明显改变。经询问病史,以往曾有过2次类似现象,一般休息半天即能恢复正常。查体:肌力、肌张力均正常,腱反射正常,无病理反射,无肌肉萎缩。给予心理及针刺治疗,治疗后即可下地站立,由人搀扶可行走。第2天患者主动要求再次治疗1次,治疗后患者自行下地行走正常,随访1年来未再复发。

案2:女,37岁,患者与人争吵后,猝倒抽搐,后出现右侧上下肢活动不灵,经某医院神经科检查,诊断为癔症性瘫痪,服中西药物疗效不明显。来我校医院就诊时,右上、下肢仍不能活动,伴有肢冷,抽搐,睡眠不好,胸闷心慌,气短,善叹息,饮食不好。患者神志尚清,语言流利,反应迟钝,表情淡漠。血压16/10.7kPa。用毫针针刺留针并配合心理治疗,共治疗5次获愈。

百合地黄汤加味⋯⋯治疗癔病

百合地黄汤出自《金匮要略》,由百合、生地2味药组成,主要功效润养心肺、凉血清热,为百合病而设。胡辰生、景秋芝医师(山东东明县妇幼保健院,邮编:274500)用此方加味治疗癔病,疗效满意。

【 绝技妙法 】

癔病属中医学郁症范畴,与脏躁症相类似,症状复杂多变,多在精神刺激影响下发病,以女性青壮年多见,其病因病机主要是因忧愁、思虑过度或情志不遂,肝气郁结,郁久化火,或热病之后,余邪留于经脉,营血亏耗,心肺阴虚,心神失养,神志不宁而发病。临床观察,其病属实者少,属虚者多,或虚实夹杂,变化多端。

【常用方药】

药物组成:百合 20g,生地、太子参、丹参各 15g,绿萼梅 6g。

随证加减:

纳差者加鸡内金、炒麦芽,大便干者加生大黄,大便溏者加炒白术。水煎 2 次,共取 600mL,早、晚分服,每天 1 剂。

治疗结果:

治愈(症状全部消失,半年后随访无复发)35 例,无效(症状无明显改变)5 例,治愈率为 87.5%。服药最多 32 剂,最少 5 剂。

百合地黄汤有补正不助邪、攻邪不伤正之特点,并能安心、定胆、益气、养五脏,故选用此方为主,再加太子参、丹参、绿萼梅,益气养阴,理气活血。上药合用使气机条达,血脉通畅,百脉调和,故而病愈。

【验案赏析】

崔某,女,30 岁,1995 年 5 月 20 日初诊。患者因感冒未彻底治愈与家人发生口角,而心情不舒畅,整天闷闷不乐,继而出现精神恍惚不定,阵发性哭笑,经上级医院诊为癫病,用中西药治疗月余,效果不佳,症状时轻时重,已 1 年不愈而求治。诊见精神恍惚不定,欲卧不卧,欲行不行,坐立不安,时胡言乱语,哭笑无常,时默默不语,烦躁易怒,心慌气促,伴口苦、咽干、胸胁胀满,时有刺痛,肢体麻木,大便偏干,观察形体如常人,舌红、苔薄稍黄,脉弦细。证属余邪未尽,复肝气郁结化火,营血亏耗,心神失养。治以益气清心,养阴安神,解郁活血。方用上方加生大黄(后下)6g。服药 5 剂,症状明显好转。去生大黄,继服 20 剂,病告痊愈。未再复发,至今健康。

针刺人中······治疗癔病性晕厥

李乐敬、朱守莲医师 (山东省淄博市临淄区人民医院,邮编 :255400) 以针刺人中为主治疗癔病性晕厥,见效快,疗效好。

【绝技妙法 】

癔病性晕厥属中医厥症范围。是由于气机突然逆乱,升降乖戾,气血运行失常造成。临床所见多为实证。由于恼怒惊骇,情志过极,以致气机逆乱,上壅心胸,蒙闭窍隧,而引起昏倒。人中属督脉要穴,具有清神志、苏厥逆、开关窍的作用。凡一切猝然昏倒,不省人事者,皆可取用。癔病性晕厥系明显心理因素致功能性疾病。未治前意识障碍较深,医患间难以沟通,故行暗示疗法不易成功,经针刺人中后,意识障碍已明显减轻,再予暗示,则病症豁然而解。

治疗方法:

取人中穴,以 28 号 1.5 寸毫针斜向上刺。深度可达上颌骨,行捻转泻法,强刺激 1~3min。同时嘱患者睁眼、说话。留针 30min,行针 3 次。患者清醒后起针,开始暗示疗法并静滴生理盐水 500mL。

【 验案赏析 】

张某,女 ,30 岁,于 1999 年 3 月 5 日晚与婆婆吵架后即僵卧于床,呼之不应,问话不答。家人急送来院急诊。查体:体温、脉搏、呼吸、血压均正常。呼之不应,口及双目紧闭,强行张开其眼,见眼球迅速转向一侧,瞳孔大小正常,光反映灵敏。四肢厥冷,动其肢体有抵抗感,对疼痛刺激无反应。生理反射存在,病理反射未引出。唇红,脉沉弦。西医诊断:癔病性晕厥。中医诊断:厥症。属气厥实证,系暴怒而气上,气机逆乱,清窍被阻所致。即取人中,以28号1.5寸毫针斜向上刺,深达上颌骨。予捻转泻法,强刺激,行针2min后,患者能睁开双眼,口中喊痛,则问话能答,但不能自主活动肢体。即给予暗示疗法,并静滴生理盐水500mL。10min后再次行针2min,患者神志即转清醒,肢体活动自如。再对其进行体格及精神检查,均正常。3d后随访未见复发。

催眠针法⋯⋯治疗癔病

刘安丰、薛迪中(武警河南总队医院,郑州市邮编:450052)、李 献等采用催眠针法治疗癔病,疗效较为满意。

【绝技妙法】

癔病属中医"脏躁症"、"梅咳气"、"奔豚气",部分属"癫症"范畴。一般认为起病与精神刺激、情志不畅有关。中医学把思维、神志都归于心,情志过度损伤可致心神失常,治疗时按患者主要症状不同选配穴位进行针刺,加上成功的言语暗示,均可收到满意的疗效。

治疗方法:

(1) 取穴

1组:哑门、内关、人中、后溪。2组:内关、三阴交、太冲、合谷、间使。3组:中脉、后溪。

(2) 操作

取1~2个穴位,常规消毒,在坚定有力、简单和清晰的言语暗示下,进行针刺,发作时强刺激,体质虚弱或久病者稍弱刺激;未发作时用平补平泻刺法,每日或隔日1次,每次时间为30min以上,每 5~7 次为 1 个疗程。

治疗结果：

以精神障碍症状为主的患者疗效最好；运动障碍症状患者的疗效次之；而感觉与自主神经和内脏器官机能障碍患者的疗效稍差。

催眠术的方法之一是语言暗示加皮肤刺激，在此基础上改为语言暗示加穴位刺激，形成了一种新的治疗方法，即催眠针法，此方法由心理疗法与针灸疗法相结合而成，融治疗、预防、康复及开发人体自我恢复潜力为一体的综合措施，适用于各种心理疾病、身心疾病及躯体疾病，在临床上得到广泛应用。

针刺……治疗癔病性失语

杨梅坤医师（山东平度市人民医院，邮编：266700）在临床中采取针刺的办法治疗癔病性失语，收到良好的效果。

【绝技妙法】

治疗方法：

(1) 取穴

取人中、膻中、合谷、廉泉、内关为主穴，激动恼怒所致者加太冲穴，惊吓所致者加涌泉，精神紧张、身体瘦弱者加足三里穴。每次主穴必用，对症配穴。

(2) 操作

针刺前先将皮肤常规消毒，再用毫针刺入穴位，得气后将电针治疗仪的电极分别接到相应的穴上，调好电流强度，以强刺激为主。每日 1 次，每次 30min。

太冲为肝经原穴，以泻肝利胆，且与合谷相配，为开四关；涌泉以开窍醒神；膻中为八会穴中的气会穴，能通畅气机；内关为心包经之络穴,针之以泻心火;足三里柔肝缓急;刺水沟通调督脉,开窍醒脑。诸穴合用,肝气得泄,气顺经调,心窍得通,言语自利。当然,针对不同的病因采取不同的对症治疗,配合适当的精神暗示治疗,效果更佳。

【验案赏析】

案1:吕某,女,22岁,农民。于1998年7月31日来诊。因和男友吵架而突然出现不会说话,家人急忙送来我院,经西医内科诊断确诊为癔病性失语,介绍入我科治疗。给予针刺(方法同上),并以和蔼的态度与患者交谈,患者随问随答,1次而愈。

案2:李某,男,23岁,乡村教师。1998年8月31日来诊。其家人代诉因学生考试工作劳累,精神紧张而出现不会说话,舌头伸在口外不能缩回2h。经诊断确诊为"癔病",给予针刺治疗,方法同上。患者舌头随即缩回到嘴里并能说话。1次而愈。

按摩加心理疗法……治疗癔病

杜和韵医师(安徽省怀宁县高级职业中学医务室,邮编:246112)应用按摩手法加心理疗法治疗癔病患者,取得了较满意的效果。

【绝技妙法】

癔病是因情志不遂,肝气郁结,气机不利,精血暗耗,不能营养心神,致十二经脉的气血不能上循于头,气机逆乱而出现精神紊乱。常因情志变化,过度疲劳诱发。

治疗方法:

患者平卧,术者用双手拇指指腹分别按压人中、百会、膻中、气海、中冲、内关等穴，按压时由轻到重，缓缓按揉，至患者苏醒。同时以良好的语言帮助患者消除恐惧等精神压力，部分患者可予西医能量合剂类药物辅助治疗。

人中、百会同属督脉，可理气苏厥，醒脑开窍；配膻中、气海二穴上下呼应，使气机通畅，营卫通达全身；佐内关、中冲通手厥阴经之络脉，而系于心包，可补心气，养心神。同时通过与患者交谈，沟通医患之间的信息及感情，取得患者的信赖，从而帮助患者由消极转为积极，调动自我意识，调节机体生理功能，配合心理治疗更好地达到治疗目的。本法简便易行，疗效显著，值得临床推广应用。

【验案赏析】

董某，女，16 岁，1998 年 9 月 15 日初诊。患者于军训时站立 40min 后突然跌倒，不省人事，呼吸急促，上肢抽搐，精神恍惚，时悲时喜，自哭自笑，伴颜面潮红，予上法治疗后痊愈。

十三鬼穴为主······治疗癔病

冷 君医师（济南铁路中心医院，邮编：250001）应用十三鬼穴治疗各种表现的癔病，屡屡收效。

【绝技妙法】

据《千金要方》载，十三鬼穴的穴位及针刺方法依次为：鬼宫（督脉人中穴），鬼信（手太阴肺经少商穴），鬼垒（足太阴脾经隐白穴），鬼心（手厥阴心包经大陵穴），鬼路（足太阳膀胱经申脉穴，用火针），鬼枕（督脉风府穴），鬼床（足阳明胃经颊车穴，用温针），鬼市（任脉承浆穴），鬼窟（手厥阴心包经劳宫穴），鬼堂（督脉上星穴），鬼藏（男为任脉会阴穴，女为奇穴玉门穴），鬼腿（手阳明大肠经曲池穴，用火针),鬼封(奇穴海泉穴,位于舌系带中点,刺出血)。

另外,孙思邈对取穴顺序、针刺方向都有较详细的说明,他认为:此十三穴中,无论何种原因所致癫狂之症皆可首选鬼宫、鬼心二穴。取穴时,如遇双穴,男从左起,女从右起,并且针刺时方向应相对而针,单穴则由左刺右。

癫病属中医的内伤七情,其病机主要是气机逆乱,升降失常。心为五脏六腑之主,心藏神,情志所动,首先就要影响到心,其次是肝、脾的病症。故孙思邈先生认为,无论何种原因所致精神异常之症,皆可先取大陵(鬼心)、人中(鬼宫)二穴,针之皆效应如神。并且,十三穴中包括劳宫、大陵、间使分别为心包经的荥、输、经、原穴,一经三穴,以清心宁神为这十三穴的中心治疗原则。另外,此十三穴涉及任督二脉、厥阴心包经、手足太阴经、手足阳明经、足太阳经,并可交会阳跷脉、阳维脉、冲脉,多为经穴中的原穴、五输穴、八脉交会穴和有特殊疗效的奇穴,可调一身阴阳,通五脏六腑之气,故功效显著。

既然病由心生,在治疗中,为何未取少阴心经之穴,而取厥阴心包经穴呢?我认为,精神异常之症,皆由邪所致,而心包功能为"代心受邪",邪犯心,先侵犯心包络。正如《灵枢·邪客》说:"故诸邪之在于心者,皆在于心之包络。"因此,取心包经之穴,可祛邪外出,当属直中病所之举。

【验案赏析】

案1:暴喑

患者,男,20岁,1990年11月7日初诊。患者1d前夜间行走时因受惊吓而致突然失语。患者完全发不出声音,可用书写进行交流,面色无华,神色不安,舌暗红,苔白厚腻,脉弦。证属气郁痰结,痰阻清窍。穴取承浆、人中、间使,先刺人中、承浆,方向由左向右，再刺双侧间使，捻转强刺激，同时询问痛否，患者不能忍受大叫疼痛而治愈。

督脉人中名鬼宫，功能开窍醒脑、镇静安神、调和阴阳，"百邪癫狂所为病，凡针之体先鬼宫"，对"卒中恶"有奇效。承浆名鬼市，系任脉与督脉、手足阳明之会，从阴引阳，有较强的镇静镇痛作用，当颏唇沟正中凹陷处取之，位在病所，为暴暗不能言的首选之穴。间使为厥阴经的经穴，《医宗金鉴》认为此穴有"如鬼神行使其间"，故刺之清心安神。"心气通于舌"，心气乱则言语不利，此穴又是心包经之经穴，是经气正盛流行经过的部位，《灵枢·顺气一日分为四时》提出："病变于音者取之经"，刺之心气和则言语利。三穴相配，镇静、宁心、开窍，重刺激并连问数声，给患者心理暗示，方使患体霍然。

案 2：喉结转动

患者，男，19 岁，1991 年 9 月 20 日初诊。该生因高考失利，心情抑郁，1 周前发现喉结不自主转动，并伴有失眠，纳差，服用地西泮无效，前来就诊。查见患者精神不振，善太息，舌质淡，脉弦细，乃血虚之证。穴取双侧大陵，局部配廉泉，告患者有酸麻胀感后症状就消失。刺大陵捻转 1min，廉泉斜向下方进针，局部得气后留针。患者觉整个颈部发胀，喉结转动停止，留针 30min 出针。第 2 天未出现上述症状，改针大陵、内关、三阴交，同时嘱其服用归脾丸。连针月余后，患者面色红润，睡眠明显改善。随访 1 年未复发。

患者证属七情内伤，阴血暗耗而致血不养心，心神不宁。《灵枢·口问篇》说："悲哀忧愁则心动，心动则五脏六腑皆摇。"喉节转动为血虚经气乱的表现，穴取心包经大陵，通达三焦，调整脏腑虚实，清心宁神，和胃宽胸，名为鬼心，可祛心病，局部取廉泉，利喉舌，直中病所。两穴相配，并在针前给患者暗示，可收立竿见影之效。大陵、三阴交、内关配以药物，补心养血，增强患者体质，心有所养，则心神得安，脏腑阴平阳秘，诸症皆消。

逍遥散加减……治疗癔病

郭玉兰医师（河南省镇平县中医院，邮编：474250）用逍遥散加减治疗癔病，每获良效。

【绝技妙法】

癔病属于中医郁证、癫证、脏躁、健忘、痰证等范畴。肝失疏泄，脾失健运，肝郁化热，热与痰浊互结，上蔽心窍，以及肝郁不达，心脾两伤，心神失养为主要病机。运用逍遥散治疗本病时，只要病机相当，临证加减，收效甚捷。如：心肝气郁化火生痰，可用丹栀逍遥散合温胆汤加减主之；若见舌体瘦小、质红，心烦不眠，可加麦冬、生地、酸枣仁、珍珠母养阴潜阳安神；若见舌苔黄厚腻，嗳气，口臭，便秘，可以导痰汤加沉香、大黄豁痰开窍，泻下瘀热，待症状改善后，再以逍遥散加减予以根治；若肝郁不达，心脾两伤，可以逍遥散加夜交藤、柏子仁等养心安神，再以逍遥散加生龙骨、生牡蛎收敛心神。

【验案赏析】

案 1：肝郁阴虚挟痰热型

詹某，女，37 岁，1996 年 11 月 5 日就诊。当时症状：胸闷、太息，饮食不佳，心烦，心悸，失眠，情绪急躁，精神抑郁，月经 3 个月未至，近来神思恍惚，舌体瘦小质红，边略黯，舌苔中部黄厚腻，脉弦细带滑。西医诊断为神经官能症（癔病）。中医诊断：肝郁化火，心肝阴虚，挟痰热蒙迷神明。治法：疏肝解郁、养阴清热豁痰。用逍遥散加减：白芍 18g，柴胡 12g，云苓 20g，半夏 12g，枳实 10g，丹皮 10g，炒栀子 10g，菖蒲 12g，郁金 15g，麦冬 15g，枣仁 20g，珍珠

母20g,竹茹6g,薄荷5g,炙甘草5g,生姜10g,3剂。11月8日
二诊:患者心胸开朗,胸闷、心烦、失眠均消失。守上方继进5剂。
11月14日三诊:患者饮食增加,能正常工作,舌质偏红,苔薄白微黄,
脉细稍弦,月经仍未至。继以上方出入,3剂后月经已来,诸症消除。
改服逍遥丸合六味地黄丸佐二陈丸连服1月余,未再复发。

【按语】患者体胖,多痰多湿,加之情志抑郁,肝失疏泄,
脾失健运,聚湿生痰,郁火与痰湿互结形成痰热,上蔽心神,
故出现上述症状。以逍遥散去辛温而燥的当归、白术,加
郁金、丹皮、山栀疏肝清热,麦冬、枣仁、珍珠母养心安神,
半夏、陈皮、枳实、菖蒲、胆星理气化痰开窍。诸症得除。

案2:肝郁脾虚挟痰热型

薛某,女,20岁,于1996年3月8日就诊。患者:表情痛苦,
情志抑郁,嗳气频繁,不欲饮食,时吐痰涎,睡眠欠佳,口臭,大便
秘结,舌体稍胖大,质淡,舌苔黄厚腻,脉弦细带滑。诊断:肝郁脾
虚不运,郁火与痰湿蕴结,阻蔽心窍。治法:涤痰开窍,佐行气清泻
瘀热。先以导痰汤加减:云苓20g,枳实10g,陈皮12g,半夏15g,
胆星10g,菖蒲15g,郁金18g,白蔻12g,枣仁20g,远志10g,沉
香(后下)7g,大黄(后下)8g。服2剂后诸症悉减。予上方去大黄
合逍遥散4剂,又以逍遥散合二陈汤加白蔻3剂。药后诸症消除,
改为逍遥丸合二陈丸,连服1个月,追访1年半未犯。

【按语】患者长期精神抑郁,肝失调达,脾失健运,聚湿生痰,
气郁痰结,郁久化热,痰浊上逆,阻蔽神明,故见上述症状。
先以导痰汤涤痰开窍,再以逍遥散加减肝脾同治,气机条
达而病愈。

案3:肝郁脾虚、心神失养

王某,女,37岁,于1995年10月7日就诊。患者因爱人出车
祸而死,遂忧郁悲思成疾。症见精神呆滞,情志抑郁,淡漠不语,不

欲饮食,睡眠不宁,夜梦鬼交,舌淡苔薄白而腻,脉弦细。诊断:肝郁不达,心脾两伤。治法:疏肝解郁,养心健脾,化痰醒神。方药:逍遥散加减。白术15g,云苓20g,柴胡12g,夜交藤30g,枣仁20g,柏子仁12g,远志10g,菖蒲15g,郁金15g,陈皮12g,半夏12g,炙甘草5g,3剂后病情明显改善。以逍遥散加生龙骨、生牡蛎连服1月余,追访1年半未犯。

【按语】患者积忧过久,肝气郁结,思虑太过,损伤心脾,肝郁脾虚,心神不宁故出现上述症状。先以逍遥散加郁金、菖蒲、陈皮、半夏和脾化痰,夜交藤、柏子仁、远志养心安神,症状得以改善。又以逍遥散加味而获效。

醒脑开窍针法……治疗癔病

周广申、刘　燕医师(胜利石油管理局中心医院,邮编:257000)采用醒脑开窍针法与心理治疗相结合,治疗癔病,均1次治愈。

【绝技妙法】

癔病多由郁怒、惊吓所致。五志化火,上蒙清窍是其病因。神明被扰,气机逆乱,邪气阻于四肢则出现瘫痪,阻于五官则出现失聪失语等症。

治疗方法:

取穴:水沟、百会、内关。配穴:瘫痪加曲池、足三里等,失语加廉泉,失聪加翳风。

操作方法:

患者取仰卧位,先针百会,捻转泻法,持续行针约3min,留针。再取1寸毫针强刺水沟,至患者流泪。内关透外关,重刺泻法。选穴以醒神开窍为主,配合局部取穴疏利气机,可祛病收效。百会位于巅顶,头为诸阳之会,针之可泄诸阳之火而醒神;人中亦为督脉经穴,针之疏风开窍,通经活络;内关为心包经之络穴,又是八脉交会穴之一,有理气宽胸,宁神镇惊之效。诸穴合用,收醒脑开窍、疏利气机之功。

另外,治疗前详细了解病史和体格检查,取得患者的信任,治疗中患者出现针感时,适时以语言暗示,鼓励其活动患肢,或诱导说话,并进一步加强锻炼。心理治疗与针刺治疗配合得当,取效快捷。

【验案赏析】

案1:王某,女,17岁。生气后出现四肢瘫,在当地医院住院治疗10余天,效果不好。转本院会诊,外科以"癔病性瘫痪"转来针灸。体检见患者神志清楚,语言流利,肌张力增高,四肢腱反射正常。以上法强刺激百会、人中、内关,患者大哭,给予语言安慰,继针四肢曲池、足三里,得气后随即起针。暗示其四肢能够活动了,并鼓励患者自行下床行走,当时治愈。

案2:李某,女,33岁,个体户。失聪失语1d。与人争吵撕打伤及头部,突然昏倒,醒后不语,家人对其呼叫亦无反应,表情淡漠,CT检查正常,五官科检查无器质性改变,神经系统无阳性体征。给予强刺激百会、人中、翳风、内关,同时配合暗示开导,患者突然大哭,渐能与医生断续对话,继针廉泉,留针20min后,患者情绪稳定,能以一般声音交谈。

快速针刺哑穴……治疗癔病失音

周志杰、张福会医师(西安市中心医院,邮编:710003)用快速针刺哑穴治疗癔病失音,取得较满意的疗效。

【绝技妙法】

治疗方法：

主穴：哑穴。配穴：天突、金津、玉液。

操作方法：

在治疗前，应根据患者的病程长短及性格特征，给患者做相应的思想工作，说明病情及治疗过程中的注意事项，要求其配合治疗，让患者取坐位，低头双手按膝，医者用双手协同捻转进针，强刺激，进针深度为 1 ~ 2.5 寸，医者针下有穿透落空感，患者有触电样感觉或向肢端放散为度。同时问患者有何感觉或让其发"啊"的音，一般得气后，轻提插捻转 3 ~ 5min，维持刺激 0.5min 左右，随后缓慢出针，出针后平卧，针刺配穴，手法用补法，留针 30min。

注意事项：

(1) 诊断要明确，认真了解病史，排除器质性疾病。

(2) 哑穴位于颈椎椎间，督脉之上，诸阳经交会之所，有健脑和醒脑的功能，是治疗神志病的要穴；金津、玉液位于舌下，有清热开窍、利舌启音之功，天突穴位于任脉，系任脉和阴维脉的交会穴，有宽胸理气，清热化痰之功；以上 4 穴合用，以开窍醒脑，泻火熄风，通利咽舌，调畅经气，而达针到病除的奇效。

(3) 取穴准确和手法恰当是治疗的关键，在针刺哑穴与金津、玉液穴的强刺激手法时，第一次应让患者有无法忍受之感，并暗示无法忍受时，喊"啊、"然后弹针，再依病情减少刺激量。

【验案赏析】

案 1：卞某，女，39 岁，农民。1989 年 5 月 7 日就诊。母代诉：半年前因和爱人发生口角而出现抽风，继而失音不语，情绪低落，咽痛，既往无类似发作史。查体：神志清，对话时张口无声，用力则有嘶哑声,咽喉部无充血水肿,声带无结节,舌质淡,苔略黄,脉沉细微,未发现其他体征。诊断:癔病性失音,针刺哑穴后即可发出 3 个字的音,在天突、金津、玉液施术后即恢复了正常语言功能。次日复诊时,如常人,为巩固疗效,只针天突而告痊愈,2 年后随访,未再复发。

案 2:赵某,女,27 岁,职工。1992 年 1 月 18 日初诊。1 个月前因和顾客发生争执,领导批评后出现失眠,继而失音不语,情绪低落,既往无癔病史。查体:神志清,查体合作,对话时无声,用力则有嘶哑声,咽部无充血及水肿,声带无结节,舌质淡、苔薄黄、脉细弱,未发现其他体征。诊断:癔病性失音。遂用上法治疗 1 次后,恢复正常,1 年后随访,未复发。

三、抑郁性神经症

中医……治疗卒中后抑郁

导师赵建军教授采用中医方法治疗卒中后抑郁取得了良好的疗效,徐文玉、王 健医师(长春中医学院,邮编:130021)在其指导下,对其临床经验进行了简明的归纳总结,现介绍如下。

【绝技妙法】

卒中后抑郁多发生于中风后遗症期,中风后期气血俱虚,而痰瘀贯彻始终,故卒中后抑郁多为虚实夹杂之证。临床治以疏肝理气,解郁除烦安神,佐以补益气血,活血化瘀之法。

【常用方药】

1.中医辨证论治

(1)痰火扰神

临床表现:情绪不宁,心烦易怒,胸闷胀痛,气粗口渴,便秘尿黄,痰多色黄,舌质红、苔黄腻,脉滑数。伴有或不伴有肢体不遂等中风后遗症状。

治法:清热化痰,解郁除烦。

方剂:越鞠丸合三仁汤加减。

(2)痰蒙心神

临床表现:精神抑郁,表情淡漠,神志痴呆,喃喃独语,举止失常,胸闷呕恶,舌苔白腻,脉滑。伴有或不伴有肢体不遂等中风后遗症状。

治法:豁痰开窍,理气安神。

方剂:逍遥散合涤痰汤加减。

(3) 气虚血瘀

临床表现:精神抑郁,多思善疑,头晕神疲,气短乏力,心悸失眠,健忘,舌暗淡或有瘀斑、苔薄白或白腻,脉沉细或弦细。伴有或不伴有肢体不遂等中风后遗症状。

治法:补益心神,益气活血。

方剂:归脾汤合补阳还五汤加减。

(4) 心神惑乱

临床表现:精神恍惚,心神不宁,多疑易惊,悲伤欲哭,喜怒无常,时时欠伸或手舞足蹈,骂詈喊叫,舌淡脉弦。伴有或不伴有肢体不遂等中风后遗症状。

治法:滋养心血,解郁安神。

方剂:甘麦大枣汤合天麻钩藤饮加减。

(5) 虚热内扰

临床表现:情绪不宁,心烦心悸,失眠多梦,午后潮热,盗汗或急躁易怒,头晕耳鸣,视物不清,面红目赤,舌红少苔,脉细数。伴有或不伴有肢体不遂等中风后遗症状。

治法:滋养阴血,除烦安神。

方剂:天王补心丹或滋水清肝饮合镇肝熄风汤加减。

2．心理康复

由于卒中后抑郁继发于大脑器质性病变之后,其发病率之高,直接影响了康复计划的进程,因此,卒中后抑郁的心理康复尤为重要。对其进行必要有效的心理干预,不仅可以预防卒中后抑郁的发展,而且还可以有效的促进整个疾病的康复。这种心理治疗始终贯穿疾病治疗的全过程之中,包括语言的暗示和诱导,或遵循《内经》以情胜情的治疗方法。

3.针灸

针刺百会、神庭、四神聪、神门等穴,运针后加电针治疗,患者生存质量显著提高。根据老年人中风后期气血虚弱,可采用灸法以温经消瘀,防病保健,激发人体正气,增强抗病能力,有利于卒中后抑郁的康复。

4.吐纳

吐纳是古代一种养生方法,即将肺中浊气尽量从口中呼出,再从鼻孔缓缓的吸入清新的空气,使之充满肺部,只有"导养得理"才能形神俱健。

5.太极拳等

中风是由于内伤积损,饮食及情志不节导致阴阳失调,气血逆乱所致,故老年人应重视适量的体育锻炼,如练太极拳等,使气机宣畅,血脉流通,以达到防治卒中后抑郁的目的。

中医辨证……治疗抑郁性神经症

杨静娟、段 浩医师(河南第二荣康医院, 邮编:471013)采用中医辨证治疗抑郁性神经症,结果疗效确切,副作用小,安全可靠。

【绝技妙法】

抑郁性神经症属中医学郁证范畴。发病与精神因素密切相关。中医学认为抑郁性神经症为情感病,以气郁为先导。治疗强调理气解郁,调畅气机,调整全身气血,从而使人体气畅郁舒,同时施以精神治疗,调畅情志,这与现代医学药物加心理治疗相吻合。

【常用方药】

1. 中医辨证分型

(1) 肝郁脾虚型

胸胁满闷,食欲不振,便溏,女子月经不调,舌质黯淡,苔白腻,脉弦细。精神症状:精神抑郁,悲观失望,多愁善感,烦闷,失眠多梦,多疑,注意力不集中。

(2) 心脾两虚型

头晕神疲,面色不华,乏力,心悸纳差,腹胀便溏,舌质淡边有齿痕,苔薄,脉沉细。精神症状:精神不振,兴趣缺乏,善悲易哭,多思善虑,失眠健忘。

(3) 脾肾阳虚型

形寒,畏冷,纳差,腹泻,性欲减退,月经不调,舌质淡,苔水滑,脉沉迟弱。精神症状:精神萎靡,兴趣减低,倦怠,多卧少眠,易醒,胆怯,健忘。

2. 治疗方法

(1) 肝郁脾虚型

治宜疏肝解郁,理气健脾。方药:柴胡疏肝散加减。

(2) 心脾两虚型

治宜健脾养心,安神调气。方药:归脾汤加减。

(3) 脾肾阳虚型

治宜温补肾阳,益气安神。方药:肾气丸加减。

随证加减:

肝气犯胃嗳气,加旋复花、代赭石、法半夏;兼腹胀腹痛,加厚朴、木香;兼血瘀,舌质有瘀斑、瘀点,加郁金、丹参;肾阳虚明显,加淫羊藿、杜仲、菟丝子;焦虑抑郁较重加合欢花、忘忧草、百合。

归脾汤方中人参、白术、黄芪、甘草补气健脾;远志、酸枣仁、茯神、龙眼肉补心养脾,安神定志;当归滋阴养血。诸药合用,健脾以资化源,养心以宁心神。肾气丸方由六味地黄丸加附子、肉桂组成。附子、肉桂补肾助阳;六味地黄丸滋补肾阴,以养肝。全方共奏补肾阳,滋肾阴以宁神解郁。柴胡疏肝散方中柴胡、枳壳、香附疏肝行气解郁;柴胡为肝经行经药;陈皮理气和中;川芎、白芍药、甘草化瘀活血,行气止痛。诸药合用,共奏疏肝理气解郁之功。临床常加用合欢皮、忘忧草、百合,为治疗情志抑郁、闷闷不乐、心神不安的有效药物,能有效治疗心情抑郁之症。

中医辨证论治,从机体整体角度出发,根据不同的分型,采用不同方剂,全面调整机体气机,促使体内环境平衡,使抑郁症状缓解,故副作用少。

中医辨证分型……治疗抑郁综合征

蒋有倩医师(上海中医药大学附属曙光医院,邮编:200021)采用中医学的整体观、辨证论治特色,以及防患于未然的"治未病"学术理论,为治疗抑郁综合征提供了新的思路和方法。

【绝技妙法】

中医辨证分型证治:

1. 肝郁气滞型

若见到抑郁综合征临床表现4项以上,兼见胸腹胀闷,两胁疼痛,食欲不振,嗳气呕吐,常叹息,妇女月经周期不准,即为"肝郁气滞"型。

治法:疏肝理气解郁。

基本方:丹栀逍遥丸加减。丹皮 10g,山栀 10g,当归

10g，白芍 12g，白术 12g，柴胡 10g，茯苓 12g，炮姜 3g，薄荷（后下）2g，郁金 10g，玫瑰花 10g。

心理治疗：说理疏导，解释疑虑。

2. 肝郁痰热型

抑郁综合征临床表现 4 项以上，兼见头重如蒙，头痛，容易激怒，口苦心烦，视物旋转或模糊，咽喉部有梗阻感，属"肝郁痰热"型。

治法：平肝降火、化痰解郁。

基本方：黄连温胆汤加减。黄连 3g，制半夏 12g，青皮、陈皮各 5g，茯苓 12g，枳实 10g，炒竹茹 6g，甘草 5g，川厚朴 10g，大枣 5 枚，羚羊角粉 0.6g。

心理治疗：怡悦开怀，结合气功治疗使患者静心安神。

3. 心脾两虚型

见抑郁临床表现 4 项以上，兼见多思多虑，心悸怔忡，眩晕健忘，大便溏薄或次数增多，妇女月经不调，腹胀食少，属"心脾两虚"型。

治法：益气养血，健脾补心。

基本方：归脾汤加减。党参 15g，黄芪 15g，白术 12g，茯神 10g，酸枣仁 10g，木香 5g，当归 10g，远志 4.5g，龙眼肉 10g，生姜 2 片，大枣 5 枚。

心理治疗：解释疑虑，鼓励宽慰等交谈方式。

4. 心肾不交型

抑郁综合征临床表现 4 项以上，兼见五心烦热，口干咽燥，腰背酸痛，小便频数，遗精，夜间盗汗，眩晕耳鸣，动作笨拙，健忘怔忡，属"心肾不交"型。

治法：交通心肾。

方药：交泰丸合六味地黄汤。川黄连 6g，肉桂（后下）2g，生地黄、熟地黄各 20g，山萸肉 15g，淮山药 15g，粉丹皮 12g，茯神 10g，泽泻 15g，黄精 15g，益智仁 15g。

心理治疗：以宽慰鼓励为主进行交谈。

患者均门诊治疗，1 个疗程 4 周，共 2 个疗程。服用中药与心理疏导同时并进，每 2 周随访 1 次。

加味逍遥散，以柴胡为君散之，以白芍敛之，甘草缓之；山栀、丹皮泻郁结之火。如有咽中梗阻、吞咽不适，加绿萼梅 10g；两胁疼痛，妇人经水不调，加玫瑰花 10g。玫瑰花性甘微苦而温，功能理气解郁、和气散瘀，长于疏散肝胆脾郁气，温通心肝血脉。肝阳挟痰，痰郁互结，宜羚羊角粉清化痰热。心脾两虚，用龙眼肉、木香甘温辛热，直达心脾；党参、生黄芪、白术、准小麦、甘草补中生血，远志、枣仁、茯神养血安神，心血得养，心神得宁。如见脾湿，可加人参、茯苓、白术同用。心肾不交用交泰丸交通心肾，合六味地黄丸补肾阴不足。

抑郁综合征的治疗不可忽视心理治疗，特别对心理应激相关的患者更为重要。中医强调情志致病，舒情又可治病。采用疏导、暗示等心理治疗方式，对抑郁患者不良心境或有负性情感状态，无疑是一帖必不可少的良方。

自拟解郁汤……治疗抑郁性神经症

阮继源医师（浙江中医药大学，邮编：310053）临床诊治抑郁性神经症多例，其中以肝郁脾虚、痰湿内蕴型为多数，用自拟解郁汤治疗，疗效确切。

【绝技妙法】

中医认为郁病乃是情志所伤的结果，愤懑郁怒，肝气郁结，忧愁思虑，脾失健运，导致肝郁脾虚，形成气郁、血郁、痰郁、火郁、湿郁、食郁，气机不畅，肝脾不和，心神被扰，阴阳失调。随着经济的发展,社会竞争日益激烈,处于变革期的人们面临着各种各样的压力及诱惑,一旦事非如愿,就可能导致心理失衡。中医针对该症以疏肝解郁、理气畅中、健脾化痰、清心安神为治则。

治疗方法:

采用自拟解郁汤,疏肝解郁、健脾化痰、理气畅中、安神养心。

【常用方药】

药物组成:柴胡10g,郁金20g,八月札15g,佛手10g,当归15g,白芍15g,赤芍10g,香附10g,白毛夏枯草15g,知母15g,黄芩10g,枳壳10g,陈皮10g,茯苓20g,野百合20g,川芎10g,甘草10g,栀子10g,石菖蒲20g,半夏12g,焦三仙各10g。

服用方法:

每日1剂,每剂每天服3煎。每天上午9:30服头煎,下午3:30服二煎,临睡前1~1.5h服3煎。1周为1个疗程,随证加减,平均4~5个疗程。忌辛辣烟酒厚味。

解郁汤中柴胡、香附、八月札、枳壳、陈皮疏肝解郁、理气畅中;川芎、白芍、赤芍、甘草柔肝缓急、活血定痛;半夏、茯苓、佛手、石菖蒲健脾化痰;焦三仙消食和胃;栀子、黄连清心除烦安神。以该方施治,疗效显著,预后良好。

舒肝解郁汤······治疗老年抑郁障碍

杨秋霞医师(河南省商丘市第二人民医院,邮编:476000)采用舒肝解郁汤治疗老年期抑郁障碍,取得满意疗效。

【绝技妙法】

中医认为,老年期抑郁障碍在中医属"郁症"范畴。其病机是肝郁气滞、疏泄失职,上不得助心肺以行气血,中不能助脾胃以司运化,难以利三焦而疏通水道,因而导致郁闷烦胀者。《内经》中明确指出:"气血失和,气机不畅,升降失权是导致郁症的关键。"因而,治疗原则当以舒肝理气为主,佐以健脾和胃,清热除烦,安神定志。

【常用方药】

治疗服用舒肝解郁汤药物组成:柴胡 15g,郁金 15g,木香 10g,当归 15g,陈皮 15g,半夏 10g,白芍 15g,焦三仙 45g,酸枣仁 20g,瓜蒌 20g,牡丹皮 20g 等,每天 1次,水煎服 2~3次,共约 200mL。早饭前、晚饭后各服用 100mL,服药期间禁生冷、辛辣食物。以 30d 为 1 个疗程。

本方以柴胡为君药,柴胡性味微苦、辛寒,归肝、胆、脾、胃、三焦经,具有舒肝解郁和解泄热,升阳举陷之功。郁金辛寒行散,入血而行气之特性,可疏肝之郁,配以陈皮、木香既加强疏肝解郁之功,又可理气止痛;气为血帅,血为气母,气滞则血瘀,气行则血行,同时郁久化热,以丹参、牡丹皮之寒,清郁热而除心烦,借助活血之力而行气之郁滞。肝以血为本,以气为用,故配以当归、川芎、白芍养肝之本,当归偏于行血,白芍善敛肝阴,合用则具有养血理血,柔肝止痛之功效。

采用舒肝解郁汤治疗老年期抑郁障碍,不仅提高了临床疗效,而且有效地减少了西药的诸多不良反应,增强了治疗的依从性,直接提高了临床治愈率。

加味百合地黄汤······治疗抑郁性神经症

金 杰(河南中医学院第一附属医院,邮编:450000)、陈海燕、赵 铎医师,指导:郑绍周教授运用加味百合地黄汤治疗抑郁性神经症,取得了较好临床效果。

【绝技妙法】

抑郁性神经症与中医百合病大致相当。其发病原因,《医宗金鉴·订正仲景全书》云:"伤寒大病之后,余热未解,百脉未和",或"平素多思不断,情志不遂,或偶触惊疑,卒临异遇"而致。此类患者平素多性格懦弱,境遇不佳,不能自释,神思过用而耗伤气阴。心主血、藏神,肺主气、藏魄,气阴两虚,神魄失守,则精神恍惚。心失所养,加之阴亏于下,水不济火,虚火扰动心神,则心悸、不寐、虚烦、乏力。总之,本病病机关键在于气阴两虚、虚火内扰,脏腑涉及心、肺、肾。

【常用方药】

百合地黄汤药物组成:百合 30g,生地黄 15g,麦冬 30g,太子参 30g,五味子 10g,竹茹 15g,甘草 6g,浮小麦 30g,大枣6枚。

随证加减:

心烦不寐者加黄连 10g,生龙牡各 30g;呕恶纳呆者加陈皮 15g,半夏 15g;咳嗽痰黄者加知母 15g,川贝母 10g。

煎服方法:

每日 1 剂,水煎服。2 周为 1 个疗程,3 个疗程后评价疗效。

加味百合地黄汤由《金匮要略》百合地黄汤加生脉散、甘麦大枣汤组成,方中百合润肺清心除烦,太子参益气安神,生地、麦冬、五味子养阴清热,甘草、大枣养心气以宁神,补脾土以生血。

【验案赏析】

张某,男,52岁,1999年10月20日初诊。素有胃疾,3年前开始练法轮功,后自感心中无依赖,渐至周身乏力,严重时四肢冰冷,口唇紫绀。发病以来失眠早醒,每于凌晨4时(即平时练功时间)醒来,醒后不能入寐,继则发生心悸,其心悸发作与体力劳动无明显关系,做24h动态心电图示:阵发性窦性心动过速,偶发室性早搏。曾服心痛定、地奥心血康及活血化瘀、养血安神汤药,病无缓解。就诊时见面色白,精神萎靡,愁眉不展,舌质红、少苔,脉弦细数。测Hamiltion抑郁量表25分。中医诊断:百合病,阴虚内热型;西医诊断:抑郁性神经症。治以清心润肺,益气安神。予加味百合地黄汤加减。药用:百合30g,生地30g,麦冬30g,石菖蒲15g,半夏15g,郁金15g,丹皮15g,黄连15g,竹茹15g,五味子10g,浮小麦30g,甘草6g,大枣5枚,太子参30g,生龙牡(先煎)30g。每日1剂,水煎服,服药10剂,病情大见好转,继以原方随证加减化裁,共服2月余,失眠、纳差、乏力、沮丧诸症悉除,Hamiltion抑郁量表积分10分,病告痊愈。

【按语】加味百合地黄汤诸药相合,共奏清心除烦、养阴安神之功,对抑郁性神经症有较好的疗效。但本病病程缠绵,容易反复,应坚持长期服药,辅以心理疏导,方能取效。

解郁饮……治疗抑郁性神经症

王红英、刘 筠医师(山东省德州联合医院,邮编:253010)以自拟中药方解郁饮治疗抑郁性神经症,并与西药抗抑郁性药物进行临床对照观察，疗效满意。

【绝技妙法】

王红英、刘筠医师认为本病中医辨证以虚症多见，实证较少，主要病变部位在心脾肝肾。临床当辨别虚实，辨明脏腑。

以自拟解郁饮Ⅰ号、Ⅱ号方治疗本病，起到疏肝活血、补肾健脾、养血宁心、标本兼治之功效；近期、远期疗效均可肯定，且少毒副作用，与西药治疗之易复发、易造成药源性身体损害有着明显不同，由此可见中医治疗本病的优势。

【常用方药】

治疗方法：

中药组自拟解郁饮Ⅰ号、Ⅱ号。

(1) Ⅰ号方

柴胡、郁金、当归、白芍、佛手、栀子、百合、远志、菖蒲各10g，丹参20g，合欢皮15g，玫瑰花69g，薄荷（后下）3g。

(2) Ⅱ号方

首乌、女贞子、五味子、远志、夜交藤、白术、党参、白芍、当归、百合、柏子仁、菖蒲各10g，黄芪、炒枣仁各20g，合欢皮、丹参各15g，广木香5g。

Ⅰ号方适用于实证，以疏肝活血为治则。若实中夹虚、肝郁脾虚者加云苓、白术各15g。Ⅱ号方适用于虚症，以益肾健脾、养血宁心为治则。恶心欲吐者加半夏、竹茹、旋复花各10g；纳差者加焦三仙10g；口干口渴者加麦冬、天花粉各10g。

根据患者的实际病症，选择药方，每日1剂，水煎3次，合并煎液，分3次服完。治疗以6周为1个疗程，2个疗程后评定疗效。

中药蒺藜合欢饮……治疗抑郁证

李　萍医师，指导：薛国维医师（北京市安定医院，邮编：100088）应用中药蒺藜合欢饮加减治疗抑郁证，疗效满意。

【绝技妙法】

郁证主要指气郁，其中常见的有抑郁性神经症、抑郁症两种。其病机为气机不畅，肝失疏泄，而涉及脏腑则以肝为主，旁及脾肾，上及脑神。故治之应以调理气机，通达经络为主。在辨证分型的基础上，按①肝郁气滞，脑神受阻；②气滞血瘀，脑神失养；③脾肾两虚，脑神失调论治，分别加减使用蒺藜合欢饮，有效率为93.4%，符合调理气机，通达经络医理。应用本方治疗未见任何不良反应，且对服用西药所致的口干、便秘、视力模糊、心跳头晕、烦躁等症状也有治疗作用。

治疗方法：

以口服为主，每日1剂2次分服，每剂药共煎煮2次，每次约200mL。40～60剂为1个疗程。

【常用方药】

方剂组成：白蒺藜15g，合欢花15g，郁金15g，白芍20g，黄芩10g，柏子仁30g，远志10g，甘草6g。临床上根据病情辨证施治，进行加减。

辨证论治：

(1) 肝郁气滞，脑神受阻

主证：情绪焦虑，烦躁不安、坐卧不宁，情绪时高时低。兼证：多做恶梦，入睡困难，两胁胀满，大便不爽。舌脉：舌红苔白厚腻或黄苔少津,脉滑数或弦数。

治法:理气解郁、安神醒脑。

方药:重用白蒺藜、合欢花、郁金。白蒺藜可用至 15～20g,郁金 15g,合欢花 15g。舌红苔黄者加生石膏 30～60g,以清泻胃热、除烦止渴,气滞严重者加陈皮、木香、炒松壳。

(2) 气滞血瘀,脑神失养

主证:烦躁不安、少寐多恶梦、头痛、头晕、情绪低沉、长叹短气、兴趣索然,并觉生不如死。兼证:全身疼痛,女性伴闭经或月经后期、经色暗紫或有血块。舌脉:舌暗或有瘀点,舌脉粗暗,苔白厚腻,脉弦涩。

治法:理气化瘀、养脑安神。

方药:蒺藜合欢饮加桃仁 15g,红花 10g,赤芍 30g,丹参 20g。

(3) 脾肾两虚,脑神失调

主证:情绪低沉,懒言少动,纳呆,时哭泣伤感,兴趣索然,夜寐不佳,面发无华,形瘦。兼证:月经前后出现多疑,一过性幻觉,经期过后则消失。舌脉:舌淡少苔或白苔,脉细沉。

治法:滋补脾肾,荣脑养神。

方药:健脾益肾药与蒺藜合欢饮合方加减。茯苓 30g,党参 15g,龙眼肉 20g,枸杞子 15g,菟丝子 30g,山药 15g,白蒺藜 15g,合欢花 15g,郁金 15g,白芍 20g,远志 10g,柏子仁 30g。

徐氏疏经散······治疗抑郁性神经症

疏经散系我省名老中医徐志华教授的家传经验方。原本用于治疗妇科杂病,杨建友医师(安徽省六安地区中医医院,邮编:237006)在治疗中扩大应用范围,运用徐氏疏经散治疗抑郁性神经症效果颇佳。

【绝技妙法】

抑郁性神经症,系大脑精神活动障碍而致的病变,抑郁性神经症属祖国医学"郁证"范畴。由于情志抑郁,气机郁滞所造成,大多为精神刺激而诱发。其病机为情志所伤,气郁为先;肝主疏泄,七情伤肝,肝郁不疏,气滞血失调和,扰心、脑、神,乘脾土,伤肾脏,影响脑神经调节控制功能,致脏腑阴阳气血失调,造成杂证丛生。

【常用方药】

基本方:柴胡 6g,枳壳 6g,青皮、陈皮各 6g,月季花 10g,玫瑰花 10g,合欢花 10g,绿萼梅 10g,佛手 10g,木贼草 3g,炙甘草 3g。

随证加减:

痰气郁结加川朴、制半夏、桔梗各 10g;心神失养加茯神、枣仁各 10g;心悸胆怯加珍珠母、龙骨、牡蛎各 15g;肝郁化火加丹皮、山栀、龙胆草各 10g;气虚加太子参 10g;血虚加当归、丹参各 10g;阴虚加二至丸;顽固病例加全虫 10g。

水煎服,日 1 剂,分早、晚服,15 剂为 1 个疗程。

经曰"木郁达之"。遵经旨在治疗上采用疏理气机,调整阴阳,安定脏腑,以平为期的原则,选用徐志华老师疏经散为主方,疏解气机,故取得较好的疗效。疏经散有 10 味药物组成:柴胡、枳壳、青皮、陈皮、白芍、月季花、合欢花、绿萼梅、佛手、木贼草、甘草。

徐氏疏经散中以四逆散为基础,加用玫瑰花、月季花等花类药物理气疏肝而不伤阴,全方共起疏肝解郁之功。使用花类理气药,避免了许多理气药香燥伤津之弊端。

用中医治疗抑郁性神经症可以避免西药成瘾性和依赖性,值得在临床中推广应用。在治疗此类患者时,还应多做疏导工作,配合心理治疗，纠正心理偏差，以期获得更好的疗效。

【 验案赏析 】

蔡某，女，37 岁，职工，1997 年 3 月 16 日初诊。患者自述 3 年来心情抑郁，对任何事物不关心，情绪不宁，坐卧不安，胸闷，善太息，心悸胆怯，寐差多梦，起因于下岗，做生意失利。在某专科医院诊为抑郁性神经症。服用西药效果不佳，转我处诊治。刻诊神情恍惚，淡漠，悲忧欲哭，面色㿠白，舌质淡红，苔薄，脉弦细。证属肝郁气滞，心神不宁；拟舒解为法，佐以宁神，徐氏疏经散主之。太子参 15g，合欢花 10 g，柴胡 6g，陈皮 6g，甘松 10g，炒白芍 15g，玫瑰花 10g，月季花 10g，绿萼梅 10g，茯神 12g，珍珠母 (先煎)50g，煅龙牡 (先煎)30g。上方服用 5 剂，症状基本改善，效不更方，上方进退 30 剂，症状全无，精神大振，随访半年无反复。

四、精神障碍

益气养血复原汤……治疗产后精神障碍

黄青松、王秋菊医师(河南省洛阳市精神卫生中心,邮编:471013)采用自拟益气养血复原汤,配合小量抗精神病药物,治疗产后精神障碍,疗效显著。

【绝技妙法】

中医学认为女子产后,因生产时失血,汗出而伤津耗气,元气受损,冲任不足,故产妇处在"百节空虚"、"百脉虚解"的情况下,此时极易出现神机的变化,而出现精神活动的异常。在治疗过程中,必须照顾气血为先,为此黄青松、王秋菊自拟益气养血复原汤治疗产后精神障碍,旨在补气养血,健脾安神,以增强后天之本,促使正气的恢复为要务。

【常用方药】

益气养血复原汤药物组成:党参、炒白术、黄芪、茯苓、当归各10g,川芎、甘草、陈皮各6g,炒枣仁、夜交藤各20g,柏子仁、焦三仙各9g。温水浸泡0.5~1h,武火先煎15min,继文火煎15min,煎汁约400mL,下午5时左右服头煎汁,上午10时左右服二煎汁,每日1剂,30d为1个疗程。

随证加减:

凡头晕、目眩，少气懒言，倦怠乏力，脉弱无力者，去党参，加红参，黄芪加量为20g；面色苍白或萎黄，口唇爪甲淡白，心悸失眠，脉细无力者，加阿胶、熟地、龙眼肉；失眠多梦较重者，加合欢皮、五味子、炒枣仁、夜交藤加量为30g；心烦失眠，面赤口渴，口舌生疮者，去党参，加麦冬及小量黄连、黄芩。

服中药的同时，抗精神病药物宜从小剂量开始，精神分裂症用奋乃静4~12mg，躁狂症用碳酸锂0.25~0.75g，抑郁症用阿米替林25~75mg，急性应激性精神病用氯丙嗪25~100mg。益气养血复原汤中党参、黄芪、炒白术、茯苓益气健脾，当归、川芎、炒枣仁、夜交藤、柏子仁，养血安神，焦三仙消食化滞，陈皮理气健脾，使补而不腻，甘草调和诸药。全方旨在加强脾胃运化功能，使气血生化之源充足，尽快修复产后所带来的虚损，促使神经系统的协调平衡，从而加速精神活动的康复。再者，正气的恢复，可以耐受和抵抗西药的副作用，并促使其药效的发挥。益气养血、健脾安神的治则是针对产后机体内分泌系统的骤变及神经介质相对不平衡之因而治，这样在配合小剂量抗精神病药物的情况下，既迅速控制了患者的精神症状，又为患者的康复奠定了良好的基础，并避免单纯大剂量运用抗精神病药物所带来的不利影响。

【验案赏析】

白某，女，24岁，已婚，农民，患者于1995年5月25日以产后5d出现多疑、胡说、躁动不安、睡眠差1周余为主诉入院。入院检查：体质较差，躁动，行为紊乱，拒食，有被害妄想，无自知力。西医诊断：精神分裂症；中医诊断：狂病。用益气养血复原汤加五味子、合欢皮各15g，夜交藤、炒枣仁各30g治疗，服药的同时每日口服奋乃静4mg并渐增至10mg。经1个疗程的治疗，患者精神症状消失，自知力恢复，饮食及睡眠良好，主动照顾孩子，在医生及家人的指导下，精神疾病康复。随访 10 年，患者身体健康。

加味血府逐瘀汤……治疗脑外伤后精神障碍

蒙繁华、李朝辉医师 (广西南宁市第七人民医院，邮编 :530012) 运用加味血府逐瘀汤治疗本病，取得了较满意的疗效，同期与鲁米那、奋乃静、脑复康治疗作对照，结果具有显著差异。

【绝技妙法】

脑外伤后引起精神障碍，又称为外伤性精神病。本病主要是颅脑外伤，损及脑络，蓄瘀于内之症。因瘀血蓄积，阻塞经络，生痰化热。瘀痰热结，上忧神明而为狂躁。属中医学"癫狂"范畴。由于脑部受伤，气血逆乱，瘀血阻滞脉络，气血不得正常流布，脑失所养，元神失主，神机失用，故而出现精神失常的种种症状 :狂躁不安、头昏头痛、坐卧不安、语言失常。在治法上应采用活血祛瘀以扩张脑血管，增强脑血流量，促进局部瘀血的软化和吸收，从而达到瘀血祛除，气血通畅的目的。并配以泻热祛瘀之法，去除瘀热痰结以降浊阴、升清阳，使"六神之府"得以濡养，神志得以恢复正常。

【常用方药】

血府逐瘀汤药物组成 :桃仁 10g，红花 10g，当归 10g，生地 10g，赤芍 10g，柴胡 10g，桔梗 10g，川芎 6g，枳壳 10g，牛膝 10g，甘草 8g。加水蛭 10g，大黄 10g，胆星 10g，菖蒲 10g，郁金 10g，远志 10g，珍珠母 20g，龙齿 20g。

水煎服，每日 1 剂，早、晚分服，服 7 剂为 1 个疗程，连服 3 个疗程。

除口服药物不同外,均配合脱水降颅压营养脑神经、止血、对症、支持、镇静、休息、思想开导等辅助治疗法。

血府逐瘀汤原方虽为治瘀血内阻胸部而致胸痛、胸闷的方剂,但实际上不仅适用于血瘀所致的诸种病证,并可作为通治一切气滞血瘀之首方,只要谨守病机各司其属就能把握辨治。因方不仅行血分之瘀滞,又善于解气分之郁结,是气血同治的良方。从用药配伍上不仅做到气血相兼,以活血为主,理气为辅,而且活中又寓养,既活血养血益阴,使瘀祛且不伤正气又不耗阴,上下结合,一升一降,宣畅气机,使气血升降协调,血脉畅通,百病不得生。

【验案赏析】

患者,男性,22岁,2004年12月13日入院,患者因车祸致伤头部,昏迷3h入院。头颅CT示"双则额、颞叶脑挫裂伤",给予脱水降颅压,扩充脑血管、营养脑神经、镇静、对症支持治疗1周后神志转清,复查头颅CT脑挫伤灶明显吸收,但觉头昏头痛,失眠烦躁易怒、叫骂、哭笑无常、言语失常。加服鲁米那、奋乃静、脑复康,症状无明显好转而改服中药,见舌边瘀点,苔黄腻,脉弦细,证属血瘀气滞痰热瘀结;方拟血府逐瘀汤加味:桃仁、红花、赤芍、当归、川芎活血化瘀;生地凉血清热、养阴润躁;牛膝祛瘀血,通血脉,引血下行;柴胡疏肝解郁,升达清阳;桔梗开宣肺气,载药上行;合枳壳一升一降,使气行则血行。胆星、大黄、水蛭逐痰泻热逐瘀;配珍珠母、龙齿重镇安神;菖蒲、郁金、远志、茯苓理气开窍醒神。上方日1剂,服药7剂,头痛明显减轻,情绪明显稳定,胡言乱语减少而思维渐渐清晰。继用上方随后加减调治2个月,诸症俱除,已能正常上班工作,随诊半年无异常。

加减酸枣仁汤……治疗脑出血急性期狂躁型精神障碍

袁梦石、卢 芳、陈向良医师(湖南中医学院第一附属医院,邮编:410007)用自拟加减酸枣仁汤治疗脑出血后狂躁型精神障碍,取得较满意的疗效。

【绝技妙法】

中医认为中风狂躁症主要涉及心、肝二脏。病机乃肝阳上亢,或心火炽盛,火热炼津成痰,阳火携痰上扰清窍,发为中风,甚者可致心神不宁,发为狂躁。

中医在治疗中风、狂躁等病证时具有一定的特色和优势,近年来有人对此进行了整理和研究。将酸枣仁汤、酸枣仁及其有效成分如酸枣仁皂甙 A 用于治疗多种精神障碍的临床和实验研究。

袁梦石、卢芳、陈向良医师以《金匮要略》酸枣仁汤去川芎,加黄连、大黄,治疗脑出血急性期狂躁型。

【常用方药】

处方:酸枣仁 15g,茯苓 12g,知母 9g ,黄连 6g ,大黄 6g,甘草 3g。水煎内服,每日 1 剂,分 2 次服,平均疗程 15d。

加减酸枣仁汤中酸枣仁归心、肝二经,起补肝、安神的作用,是为君药;知母滋阴调肝降火祛烦,为臣药;黄连清心解郁,茯苓健脾化痰,大黄引热下行,并有通腑之效,甘草调和诸药,共为佐使。诸药合用共奏补心安神,滋肝潜阳,清热化痰之功效。

益智汤……治疗脑外伤后精神障碍

黄青松医师(河南省洛阳市精神卫生中心,邮编:471013)采用益智汤治疗脑外伤后精神障碍,效果显著。

【绝技妙法】

脑外伤后精神障碍属中医痴呆、癫病、狂病的范畴,患者这些临床表现,非同于功能性精神障碍。目前,用抗精神病药物治疗疗效较差,若用之不当会出现严重的副作用,并影响患者的记忆力等智能活动,给患者的康复带来不良反应。采用中医治疗,可避免抗精神病药物对肝肾等脏器的影响,还可恢复记忆力,计算力,加速患者的智能康复。黄青松采用自拟益智汤治疗脑外伤后精神障碍。

【常用方药】

自拟益智汤药物组成:黄芪、党参、白术、当归各15g,川芎、地龙各9g,丹参、桃仁、红花、枸杞子、山萸肉、鹿角胶、桑寄生各10g,枣仁、柏子仁、夜交藤各20g。

随证加减:

面色苍白或萎黄,口唇爪甲淡白,头晕眼花,心悸失眠,脉细无力者加熟地、阿胶;心烦失眠、面赤口渴,口舌生疮,舌红,脉数者加朱砂、黄芩,去党参、白术;饮食不消化所致的胸脘胀满,不思饮食,嗳气吞酸者加山楂、麦芽、鸡内金。上药温水浸泡0.5~1h,武火先煎15min,继文火煎15min,头煎和二煎汁各300mL,2煎汁混合后上午10时左右服200mL,下午5时左右服400mL。20剂为1个疗程。

益智汤中黄芪、党参、白术益气健脾;当归、川芎补血活血;桃仁、红花、丹参、地龙活血化瘀通络;枸杞子、山萸肉、桑寄生鹿角胶补肾填精益髓；枣仁、柏子仁、夜交藤养心安神。纵观全方用活血化瘀之药使脑外伤后的瘀血自去，新血自生，脑髓神机自然恢复；佐以益肾填精之品使髓海充足，脑髓自盈；使以安神之品更利于脑髓神机的恢复。并促使患者记忆日增神机灵敏，精神愉快生活幸福。其理论源于张仲景血证致精神失常的论述，并提出活血化瘀的治疗大法；王清任的瘀血理论及"久病致瘀"之说，都说明脑外伤精神障碍的重要病因病机，理论上支持益智汤的治疗原则。

现代医学对活血化瘀药物的研究表明，桃仁、红花、当归、川芎、丹参等药物能减少血小板聚积，降低血液黏稠度，扩张血管，有利于改善微循环，从而使脑外伤组织的血液循环得以改善，促使神经系统功能的进一步恢复，这些研究支持益气养血、活血化瘀、填精益髓之法在脑外伤后精神障碍中的应用，并从理论上初步阐明了其中的道理。

通窍安神汤……治疗颅脑创伤所致精神障碍

孔德荣医师（河南省郑州市精神病医院，邮编：450006）在精神科临床中运用祖国医学辨证与现代医学辨病相结合的诊断方法，用自拟通窍安神汤治疗颅脑创伤所致精神障碍。

【绝技妙法】

颅脑创伤所致精神障碍属祖国医学的"伤科"范畴，脑部外伤致病，一般说有两种病理转归：一是，外伤致瘀，瘀久化热，瘀热扰神，以狂妄躁动为病变特征；二是，惊恐伤志，气机逆乱，每以惊恐失神为主要特征表现。祖国医学认为，头为诸阳之会，五脏精血、六腑清阳之气皆上会于此，头部受伤，气血阻滞，惊恐伤志，气机自当逆乱。轻则头痛头晕，重则精神异常。孔德荣医师多年来在精神科临床中运用中医辨证与西医辨病相结合的诊断方法,治疗时既注重局部,又兼顾整体。

【常用方药】

自拟通窍安神汤药物组成:桃仁 10g,红花 10g,当归 10g,赤芍 15g,川芎 10g,生地 12g,柴胡 6g,琥珀末(冲)5g,石菖蒲 20g,甘草 5g,日服 1 剂,水煎服,分早、晚 2 次服用。

随证加减:

失眠、多梦加炒枣仁;气虚明显者加党参、黄芪;血虚明显者加首乌、夜交藤;阴虚明显者加枸杞子、山茱萸;痰湿盛者加半夏、胆南星;烦热口苦者加菊花、栀子。

通窍安神汤中桃仁破血行瘀,善行局部瘀血;红花活血祛瘀;川芎辛温香窜,走而不守,上行巅顶,下达血海,为血中之气药,以行气为最;赤芍清热凉血,活血散瘀,散而补,故有散邪行血之功;当归、生地补血养血活血,使瘀血祛而不伤正;柴胡舒肝解郁,促使气血调和;琥珀定惊安神,石菖蒲开窍宁神,甘草调和诸药,全方共奏活血化瘀、开窍宁神之功。

【验案赏析】

杨某,男,20 岁,1995 年 4 月 12 日初诊。患者 23d 前被汽车撞伤头部后,口、耳、鼻出血,当即昏迷,CT 示:右颞叶脑挫裂伤,经当地医院抢救脱险,转危为安,仍阵发性右侧头痛,势如锥刺,痛处固定、发无定时,记忆力下降、失眠、多梦、反应迟钝、惊恐不安、狂言乱语、伤人毁物,多方求治,疗效欠佳,遂由父陪同来我院就诊。体格检查:面色暗滞,舌质青紫,舌边尖瘀点,脉弦涩。神经系统检查:未发现明显异常。精神检查:意识清,存在言语性幻听,凭空听到有人骂自己混蛋,答非所问,思维破裂,情绪易激惹,不时离开诊桌歌舞,不承认自己有病,无自知力。诊断:颅脑创伤所致精神障碍,中医辨证属瘀血内阻型,治宜活血化瘀、开窍宁神。拟方自拟通窍安神汤,日服1剂,水煎服,分早、晚2次服用,连服5剂。

1995年4月17日复诊:头痛已除,情绪稳定,不再乱语、少寐、多梦,在上方基础上再加炒枣仁10g,改善睡眠,连续10剂,日服1剂。

1995年4月27日再诊,诸症消失,上方去炒枣仁,照原方继服10剂,隔日1剂,巩固疗效,追访1年未复发。

自拟安神定志方⋯⋯治疗反应性精神障碍

杨　晓、谢东霞医师(河南南阳市中医院,邮编:473060)应用自拟安神定志方治疗反应性精神障碍,收到满意疗效,总有效率100%。

【绝技妙法】

反应性精神障碍相当于中医"七情"、"五志"过激所引起的疾病,称为"情志病",情志活动本来是人对客观环境的一种情感反应。人在正常情况下,偶有情感波动,本不至于产生病症,但若在正常生活中突然遭到意外或持久的精神挫折,由此而产生的情感反应超过人的正常耐受极限,就会影响机体活动的协调,从而发生病变。如《素问·举痛论》说:"怒则气上,喜则气缓,悲则气消,恐则气下,寒则气收,炅则气泄,惊则气乱,劳则气耗,思则气结"。又如"悲哀动中则伤魂"、"怵惕思虑则伤神"、"忧愁不解则伤意"、"喜乐无极则伤魄"、"盛怒而不止则伤志"。综上所述,本病病位在心、肝、脾,病机肝失条达,气机逆乱,上攻于清窍,故出现急躁易怒、胡言乱语等症。

【常用方药】

自拟安神定志方药物组成:珍珠母 30g,琥珀 5g,党参 15g,远志 15g,菖蒲 10g,朱寸冬 10g,甘草 10g,栀子 10g,合欢皮 15g,首乌 12g,炒枣仁 30g,柴胡 15g,白芍 15g,生地 15g,香橼 10g。每日 1 剂,水煎分 3 次服,30d 为 1 个疗程,1~2 个疗程观察疗效。

随证加减:

若痰火重者加郁金;若气滞血瘀者加丹参、桃仁、红花。

应用自拟安神定志方取其珍珠母平肝镇静安神,生地、白芍养血柔肝,党参、远志、菖蒲以交通心肾,安神定志,炒枣仁、首乌养血安神,合欢皮、栀子、香橼舒肝解郁,共奏疏肝解郁、安神定志之效。因此,临床上治疗反应性精神障碍疗效十分满意,总有效率达 100%。

【验案赏析】

赵某,女,45 岁,已婚,于 2003 年 3 月就诊。患者因丈夫突发性心脏病死亡,心理上始终不能接受这一事实,于 1 周后开始出现胡言乱语,情绪急躁,多疑,悲观厌世,夜不眠,反复地喊着丈夫的名字,表情呆滞,问话不答,或答非所问,故由家人陪同来我院就诊。诊断为:反应性精神障碍(延迟性心因反应)。现证见精神恍惚,表情呆滞,胡言乱语,性情暴躁,胃纳减少,体衰消瘦,舌质淡,苔厚腻,脉弦。服自拟安神定志汤 30 剂,症状基本消失,嘱回家后继续巩固治疗。服至 50 剂时,临床全部症状消失,且自知力恢复。

养阴柔肝醒脑方……治疗老年性痴呆精神行为障碍

沈世豪、王玲琳、蔡新荣医师(上海市长宁区程家桥社区服务中心,邮编:201103)应用养阴柔肝醒脑方治疗老年性痴呆精神行为障碍,疗效满意。

【绝技妙法】

中医认为人之精神、思维、记忆、聪明智慧均与心肝肾密切相关。老年性痴呆,病程缠绵,脏腑日衰。肾精亏虚,肾水不能涵养肝木,则要肝阳上亢,心血不足,心失所养,不能藏神,则神不安而志不宁,故脾气暴躁,日夜不宁,伤人秽语,忽歌忽笑,敲床拍腿。肝气郁结,气机不利,营血渐耗,不能奉养心神,而抑郁焦虑,忽悲忽泣,心神不宁,胆怯心惊。肝胆不宁,瘀凝气滞,蒙蔽清窍则魂魄失守,而幻觉妄想,妄闻妄听。针对以上表现,从心肝肾三方面辨证为肝肾阴虚,心血不足,瘀凝气滞。故应予以柔肝、养肝、滋肝、平肝、疏肝,致使肝气条达,肝血通畅,肝阳和降,滋肾养阴,清心宁胆,活血通窍,而达到心神内守,醒脑定魄。

【常用方药】

处方:生地、熟地各18g,麦门冬12g,煅龙骨、煅牡蛎各30g,炒栀子10g,茯神18g,石决明30g,龟甲30g,白芍18g,远志9g,石菖蒲12g,黄芪30g,丹参30g,山茱萸12g,何首乌15g,玉竹9g,柴胡9g,郁金9g。

养阴柔肝醒脑方中栀子清心肝之火;柴胡、郁金疏肝理气;远志、石菖蒲、丹参醒脑开窍;白芍柔肝;龟甲养肝;生地、熟地滋肝;石决明、龙骨、牡蛎平肝;黄芪、山茱萸、何首乌、麦门冬补气养阴。

【验案赏析】

案1: 患者,男,77岁,主因记忆减退1年余,脾气暴躁,疑心重4个月,遂于4月16日来痴呆门诊求治。临床表现为前说后忘,前做后忘,脾气暴躁,动则伤人,甩凳翻桌,日夜不宁,大喊大叫,时怀疑家人饭中下毒,时疑心药里下毒,舌红,脉弦。予以养阴柔肝醒脑开窍方30剂后,病情明显好转,夜眠无闹,白天安静,疑心少作。续此方20剂,8月2日复诊,患者疑心消,脾气温和,夜眠佳,日夜安静无闹,要求继续巩固治疗。

案2: 患者,女,80岁,进行性记忆减退伴惊恐3年。证见:容貌憔悴,表情淡漠,寡言语低,家人诉其经常躲在门后或窗下,惊恐不宁,言语有人来抓她,跟随家人进出,寸步不离,时疑心家人说她坏话,时看到沙发上坐着很多小人,时不认女儿家,舌质红,少苔少津,脉细弦。予以养阴柔肝醒脑开窍方,服药2个月,病情明显好转,偶发惊恐和疑心,再进此方20剂,复诊观之,患者表情自然,对答切题,目光有神,善惊易恐未作,可独自一人在家,幻觉幻视消失,在女儿家小住也认识女儿家。继续服药至今,如常人一样生活。

针刺光针并用……治疗中风后精神障碍

张进帆、邰国芳医师(本钢温泉疗养院,邮编:117118)应用针刺疗法并光针之法治疗中风后精神障碍,疗效明显。

【绝技妙法】

针刺疗法,能调节神经功能、通经活络、行气活血,通过针刺疗法,增强大脑皮层的神经兴奋性,促进局部的血液循环,调整头部的营养作用和神经系统的基本动力过程,双向调节大脑皮层的作用，兴奋与抑制的过程。

光针是根据氦－氖激光穴位照射所产生的类似针刺作用而得名的，国内外研究认为，该激光可以穿透生物组织深达 1~1.5cm，而穴位照射所产生的治疗作用是由明显的调节作用和生物刺激效应所引起的，光针能调节血管功能，缓解血管痉挛，降低肌张力，提高酶的活性，增强新陈代谢，调整内分泌系统的功能，如促进肾上腺、甲状腺的功能，通过穴位照射对经络施加影响，调整神经反射的作用，使局部症状得以改善，同时亦改善全身症状。

治疗方法：

采用头面部的腧穴针刺疗法及光针腧穴疗法，留针时间 10 ~ 20min，每日 1 次，交替进行，15 次为 1 个疗程。均进行同样的心理治疗，利用语言疏导、心理咨询等，进行辅助治疗。

光针即激光穴位治疗，使用氦－氖激光治疗机，穴位照射，每次 10min，距离 30cm， 1 次 /d。

具体取穴：

以面部穴位为主，百会、头维、太阳、风池、印堂、四白、翳风、颊车、下关、风府及四肢穴神门、合谷、足三里、太冲等。

因此，在治疗中风后精神障碍时，应用针刺疗法和光针，取其共奏之效，加之心理治疗，使患者消除了焦虑、愤怒、抑郁、失望、担心等消极因素，提高了抗病治病的积极性，形成了久病久治的乐观态度。

五、老年性痴呆症

施 海医师(上海中医药大学附属曙光医院,邮编:200021)自拟健脑化瘀汤治疗轻中度老年期痴呆,疗效满意。

【常用方药】

健脑化瘀汤组方:仙茅、仙灵脾、熟地、山药、黄精、何首乌、菟丝子、丹参、川芎、当归、牛膝、地龙、石菖蒲、远志、桃仁。每日1剂,分2次服,3个月为1个疗程。

治疗期间停用一切脑细胞赋化药物。治疗前后相比,临床记忆量表积分显著升高,对认知功能的作用,治疗前后相比,认知功能量表积分提高,但无明显差异。

本方对情绪行为生活能力改善尤为明显,总有效率为88.4%。治疗前后相比,情绪行为障碍量表积分明显下降。

我们在临床辨证中发现该病以虚、瘀、痰为主要病因,肾虚为本,血瘀痰凝为标,气血凝滞则脑气与脏腑之气不相连接,痰浊蒙闭清窍故出现脑功能障碍的一系列症状。补肾健脑、活血化瘀、化痰开窍的治疗原则意在培本补虚以养脑,活血化瘀以通脑气,化痰开窍以定神明。方中仙茅、仙灵脾、熟地、山药、黄精、何首乌、菟丝子补肾健脑,丹参、川芎、当归、牛膝、桃仁、地龙活血化瘀,石菖蒲、远志化痰开窍,抓住虚瘀痰病机进行治疗,故取得较好疗效。

补肾健脑汤为主……治疗老年性痴呆症

段从存、王怀印医师 (宿县地区中医医院 , 邮编 :234000) 用补肾健脑汤为主配合中、小剂量抗精神病西药治疗老年性痴呆症 , 取得较好疗效。

【常用方药】

补肾健脑汤 : 生地黄、熟地黄各 20g, 巴戟天、山萸肉各 10g, 菟丝子、枸杞子、远志各 12g, 制首乌、太子参、黄芪各 15g, 炒酸枣仁 30g。

随证加减 :

纳差者加麦芽 30g, 山楂 15g, 鸡内金 8g, 伴动脉粥样硬化性心脏病者加丹参 30g, 当归 12g, 川芎 10g; 阳虚者加肉从蓉 10g, 阴虚者加女贞子、麦冬各 15g。根据病情 , 以妄想为主要症状者 , 服舒必利 0.6 ~ 1.0g/d, 其余患者均服用奋乃静 40 ~ 60mg/d, 分 2 ~ 3 次用。开始中西药并用 , 西药从小剂量开始 , 缓慢增量 , 达中、小剂量维持之 , 精神症状改善或消失后渐渐减量直至停药 , 继续服中药 2 周巩固疗效。治疗 30 例 , 显效 (内省力恢复 , 生活自理 , 记忆力部分恢复)21 例 , 好转 (生活基本自理 , 内省力部分恢复 , 近记忆力差 , 远记忆力有不同程度的恢复)8 例 , 无效 1 例 (因其年龄大且服药不规则)。疗程最短 1 个月 , 最长 3 个月。

【验案赏析】

张某 , 女 ,64 岁 , 农民 ,1988 年 4 月 21 日初诊。3 年前丈夫病故 , 家人见其经常独自流泪 , 生活被动 , 吃饭、起居均需督促。而后 , 出现走坐不安 , 外出回来常走错家门 , 有时无故在街上游逛。近半年来,嗜拾废纸、破布收藏,夜眠差,常坐在床上自语。曾在某医院诊断为老年性痴呆,治疗效果欠佳。刻诊,表情呆板,被动,答不切题,智能低下,舌质偏红,苔少,脉细数。证属:肾经亏虚,脑失所养,治宜补肾益精,健脑安神,基本方加女贞子、麦冬各 15g,奋乃静 10mg 早、中餐后服,20mg 晚睡前服,5d 后改奋乃静 15mg 早、中餐后服,25mg 晚睡前服。15d 后精神症状基本消失,阴虚症状改善,记忆力部分恢复,继续治疗 10d,精神症状完全消失,仅仍较呆滞,行动迟缓。逐渐减少药量,15d 后停药,病情稳定,随访 2 年,情况良好。

肾为先天之本,肾藏精,精生髓,髓通脑。人的智能和精神活动是否正常决定于脑,而脑依靠肾精的濡养。随着年龄增长,功能逐渐衰退,尤其肾功能的衰退是发生老年性痴呆的重要因素。因此,治疗以补肾健脑为主,方中制首乌、山萸肉、菟丝子、地黄、枸杞子均为补肾健脑之主药,远志、酸枣仁安神、养心、开窍,太子参、黄芪补气健脑、益智。另外,配合西药控制精神症状,加速疾病康复。本组病例中,病程短、年龄相对小者,以及生活条件和护理条件较好者,其疗效亦较好。

华佗痴呆方⋯⋯治疗老年性痴呆症

贺朝雄医师(湖北省汉川市人民医院,邮编:431600)运用载于彭静山点校的《华佗神医秘传》(辽宁人民出版社,1982 年 5 月出版)治疗老年性痴呆症,疗效显著。

【绝技妙法】

中医认为,人至老年,脏腑机能处于衰退状态,加上老年人饱经沧桑,七情内伤日久,必耗心阴心阳。心阴虚多出现失眠、健忘之证；心阳虚则不能温煦脾阳，脾虚则水液不能正常运化，水湿停留而成痰，痰阻神明则出现痴呆之证。老年性痴呆的病机多为心脾两虚、痰气郁结、神失所主。治疗当补益心脾、化痰醒神。

【常用方药】

华佗痴呆方药物组成：人参、柴胡、当归、半夏、酸枣仁、石菖蒲各1两，茯苓3两，白芍4两，甘草、天南星、神曲、郁金各5钱，附子1钱。主治气郁痰结证。

华佗痴呆方中人参、茯苓、石菖蒲、酸枣仁补益心脑不足、化痰开窍，共为主药；半夏、天南星、郁金、神曲解郁化痰、清神醒脑；当归、白芍滋养心血，共为辅药；柴胡疏肝解郁，小剂量附子微微生火以温阳化湿；甘草调和诸药，共为佐使。诸药合用，共奏补心充脑、解郁化痰、开窍醒神之效。临床运用时，应有轻重缓急之分。偏于虚者，则重用补益药（如用猪脑髓取"以脏补脏"之义）；偏于痰者，则重用化痰药。因证施治，相得益彰。

【验案赏析】

案1：王某，男，66岁，1998年6月9日初诊。家属代诉：患者平素性格孤僻、倔强，半年前外出受寒，出现恶寒、发热，曾在当地医院以"感冒"治疗好转。此后，患者即出现精神异常，寡言少语，对家事漠不关心，甚至不能辨认子女，不知转身，不知饥饱，穿衣、脱衣均需家人照料。后经武汉某医院诊断为脑组织萎缩，以脑复康、泰尔登等药治疗，取效不显，遂邀余诊治。

诊见：语言不利，答非所问，精神痴呆，面无表情，口角时有痰涎溢出，舌质淡，苔白腻，脉弦滑。辨证：因湿化痰，气郁痰结，痰阻神明。治宜解郁化痰、开窍醒神。方用华佗痴呆方加减：红参、红柴胡、甘草各6g，法半夏、酸枣仁、神曲、郁金各12g，石菖蒲、天南星各 15g,茯苓 18g,白芍、苍术各 9g,附片 3g。10 剂,1 剂/d,水煎服。

1998年6月20日二诊:能说出家人名字,能自行穿衣,但动作慢,精神仍痴呆。舌质淡红,苔白腻已薄,脉滑。前方苍术减为 6g,半夏、天南星各减为 9g,红参改党参 15g。上方加减服用 20 余剂,精神已接近正常,生活能自理,并能参加轻微劳动。

案 2:章某,女,61 岁,1999 年 10 月 26 日初诊。家属代诉:原有神经衰弱史数年,1 周前突然出现神志异常,不知穿衣,来回行而不知到达何处,进餐时碗筷常摔落地上。持续 2 d 后逐渐四肢无力,行走需人搀扶,记忆丧失,不知饥饱,口角流涎,呈"痴呆"样。武汉某医院脑电图检查提示:不正常脑电波。建议作 CT 检查,因经济困难未作。诊见:语言振颤无力,词不达意。表情痴呆,步态不稳,手足震颤。舌淡红苔白,脉左弦细、右弦滑。辨证属心脑两虚、气郁痰结、神不守舍。予华佗痴呆方加减:党参、酸枣仁、茯苓各 18g,红柴胡、法半夏、炙甘草各 6g,石菖蒲、白芍各 15g,天南星、郁金各 9g。8 剂,日 1 剂,水煎服。并嘱每日服食猪脑髓 2 个。

11 月 3 日二诊:神志转清,记忆渐复。动作缓慢,行路不稳,舌苔薄黄,脉滑。上方天南星易胆南星 6g,再服 10 剂。

11 月 15 日三诊:诸症大减,能从事一般家务劳动,惟头痛、梦多、纳少。取上方加减 20 剂之量熬膏内服。药尽病愈,体健如初。

中医辨证······治疗老年痴呆症

么洪文医师(梨树县中医院,邮编:136500)中医辨证与治疗老年痴呆症,积累有一定经验。

【绝技妙法】

老年痴呆在中医上可分为肝肾不足、心脾两虚、痰浊阻窍、血瘀气滞 4 型,现分述如下。

(1) 肝肾不足型

临床常表现为行动迟缓,记忆力减退,神情呆滞,或时哭时笑,言语颠三倒四,辞不达意,甚至衣着、起居皆需人料理,腰膝酸软无力,耳鸣耳聋,头晕眼花,气短乏力,潮热盗汗,手足心热,舌质暗红,苔薄白,脉细弱或弦细数。治宜补益肝肾,填精充脑。方药的选择上,可用补肾益髓汤加减治疗取得较好的疗效;自拟益肾健脑汤(枸杞、黄芪、熟地、淫羊藿、蚕蛾、黄精、蜂王浆、当归、刺五加、山楂、砂仁)治疗老年脑功能减退,效果满意。

(2) 心脾两虚型

心脾两虚型临床主要表现为呆傻愚笨,神情淡漠,寡言少语,善忘,反应迟钝,终日不语,或言语颠倒,喜闭户独处,面色萎黄,神疲乏力,心慌头晕,少睡多梦,纳差,口淡乏味,食后腹胀,大便稀溏,舌质淡,边有齿痕,脉沉细无力。治宜养心健脾,补益气血,使化源得滋,脑髓得充,神明得养。方用归脾汤合养心汤加减治疗。

(3) 痰浊瘀阻型

临床主要表现为终日不语,或忽哭忽歌,衣衫不整,言语善恶不分,不识浊净,生活不能自理,面色㿠白或苍白不泽,体胖多痰,乏力气短,肢冷畏寒,嗜睡,舌质淡胖,苔白腻,脉弦滑。治宜开郁化痰,醒脑宁神。可用半夏白术天麻汤合菖蒲郁金汤,或者以逍遥散合涤痰汤加减治疗,临床效果较明显。

(4) 血瘀气滞型

主要表现为善忘易惊,反应迟钝,神情淡漠,少言寡语,或妄想离奇,患者多有中风或脑外伤病史,兼见胸闷头痛,或肢体麻木疼痛,痛有定处,舌质紫暗,有瘀斑,舌苔薄白,脉细弦或迟涩。治宜行气活血,化瘀通络,使脑络得通,神明得宁。在方药的选择上,可用癫狂梦醒汤或以复元活血汤加减,均能收到较为满意的疗效。

中医……辨治老年痴呆症

宋志芳、孙丽凤、姜 凤医师(山东省烟台市中医医院,邮编:264002)中医辨治老年痴呆症,临床分为8型进行辨证论治,取得良好疗效。

【绝技妙法】

(1) 痰浊蒙蔽型

症见神呆少言,默默不语,或喃喃自语,喜独自居住,精神抑郁,智力减退,伴体肥痰盛,胸闷脘痞,头重如裹,不思饮食,口多涎沫,多寐喜卧,面色不华,舌体胖大,苔白腻,脉沉滑。治以健运脾胃,豁痰开窍。方用导痰汤化裁。若气虚乏力者加黄芪;口甘苔腻者加藿香、佩兰;恶心呕吐者可加旋复花、代赭石、生姜等。

(2) 气滞血瘀型

头晕目眩,失眠健忘,智力下降,胸闷不适,动则少气汗出,时有晕厥发生,舌淡暗有瘀斑,脉细涩。治益气活血,通络宣窍。方用补阳还五汤化裁。若气血两虚者可加白芍、制何首乌;语言謇涩或失语可加石菖蒲、胆南星;四肢发凉者加桂枝、桑枝;兼头痛、肢麻、眩晕者加天麻、白僵蚕、桑寄生、白芍、怀牛膝等。

(3) 肝肾阴虚型

神情呆滞,智能减退,善忘颠倒,头痛眩晕,舌强语謇,口眼歪斜,肢体麻木,半身不遂,烦躁口苦,舌红苔黄,脉弦细数。治以育阴潜阳,熄风通络。方用天麻钩藤饮合镇肝熄风汤化裁。若肝肾阴亏较甚者可加女贞子、旱莲草、龟版；阳亢化风见肢麻震颤者可加磁石、珍珠母等。

(4) 心肾两虚型

神志呆滞，智力减退，头晕眼花，心悸而烦，耳鸣耳聋，失眠多梦，舌尖红，苔薄黄，脉细数。治以益肾宁心，滋阴安神。方用六味地黄丸合天王补心丹化裁。若心烦急躁易怒者加磁石、生龙骨、生牡蛎、栀子；心烦谵语者合黄连解毒汤加减。

(5) 脾肾阳虚型

表情呆滞，沉默寡言，言不达意，记忆减退，计算无能，口角流涎，行动迟缓，气短乏力，食欲不振，面白神萎，或腰膝酸软，下肢浮肿，小便清长，舌体胖嫩有齿痕，苔白，脉沉迟无力。治以温补脾肾，健脑增智。方用金匮肾气丸合四逆人参汤、真武汤化裁。若伴肢瘫者加鸡血藤、当归、地龙；畏寒肢冷、腰背冷痛者加续断、狗脊；二便失禁者加益智仁、五味子、桑螵蛸；下肢浮肿者加泽泻、车前子。

(6) 痰热血瘀型

神呆思钝，口眼歪斜，舌体强硬，言语不利，口苦心烦，舌质暗红，苔薄黄而腻，脉弦滑。治以清化痰热，逐瘀通窍。方用黄连温胆汤合通窍活血汤化裁。若痰甚者加竹茹、胆南星；苔黄燥、大便秘结者加酒制大黄、芒硝；瘀滞明显者加丹参、地龙。

(7) 髓海不足型

表情呆滞，双目少神，沉默少语，思维呆钝，记忆减退，伴半身不遂，头昏目花，懒怠思卧，齿枯发焦，腰膝酸软，步履难艰，小便频数或失禁，舌体瘦小，舌质淡或淡红，苔薄白或少苔，脉沉细尺部无力。治以补肾益脑，填髓增智。方用左归饮加味。若腰酸痛显著者加炒杜仲、续断、狗脊；心烦尿黄、舌红少苔者去紫河车粉，加莲子心；失眠多梦者加炒酸枣仁、何首乌藤；耳鸣耳聋甚者加胡桃肉、磁石；半身不遂者加桃仁、红花。

(8) 肝郁血虚型

精神恍惚,情志不畅,心神不宁,神情呆滞如愚,多突然加重,频频叹气,悲伤欲哭,语言謇涩,肢体麻木不遂,胸闷急躁,虚烦不眠,舌淡,脉细弦。治以理气疏肝,宁心安神。方用逍遥散合甘麦大枣汤化裁。若躁扰不眠、心烦盗汗者加酸枣仁汤,重者可加珍珠母、龙齿以镇心安神。

益智醒脑汤配合针灸……治疗痰瘀闭阻型老年痴呆症

陈 荣、殷 群、路亚娥医师(陕西中医学院附属医院,邮编:712000)采用益智醒脑汤配合针灸治疗痰瘀闭阻型老年痴呆症,疗效肯定。

【常用方药】

益智醒脑汤药物组成:黄芪 20g,益智仁、山萸肉、枸杞子、茯苓、丹参、仙灵脾、牛膝、地龙、石菖蒲各10g,生地、熟地、菟丝子、女贞子、山药、炒神曲、炒麦芽、炒山楂各15g。

随证加减:

兼有血瘀加当归、赤芍各12g,牛膝、地龙各10g;兼有痰浊阻窍者加法半夏、白术、胆南星各10g,黄连8g,每日1剂,煎取200mL,分早、晚服用,连服12周。

针灸选穴:百会、四神聪、神庭、内关、足三里、太溪。百会、四神聪、神庭平刺10mm,内关、足三里、太溪直刺7~12mm诸穴得气后用平补平泻手法,留针30min。日1次,每周6次,治疗12周。

肾虚是导致"呆"的主要原因之一,同时痰瘀闭阻,蒙蔽清窍,脑脉不通,神明被扰亦可致"呆"。故以补肾益气、化痰开窍、活血通络为旨组成益智醒脑汤。方中益智仁、生熟地、山萸肉、山药、枸杞子、菟丝子、仙灵脾益肾填精，陈皮、半夏、菖蒲、胆南星豁痰开窍，丹参、赤芍、牛膝、地龙活血化瘀，共奏补肾益气，化痰开窍，活血通络的功效。

《灵枢·海论》"脑为髓之海，其输上在于其盖，下在风府。髓海有余，则轻劲多力，自过其度。"从经脉循行看，督脉循行"……并于脊里，上至风府，入脑。"足太阳经循行"从巅入络"说明经络与脑的联系是密切的。故选百会五会之所针刺，配四神聪共行益智醒脑之功；内关为手厥阴心包经络穴，有行气、开窍解语之功；配足三里以健脾和胃以充生化之源，太溪补肾。诸穴相配共奏益智醒脑、开窍化痰、补肾填精之功。

益脑汤……治疗老年呆病

卢灿辉医师，指导：卢永兵医师（广东省揭阳市中医院，邮编：522000）采用自拟益脑汤治疗老年呆病，获得较满意疗效。

【绝技妙法】

老年呆病属中医"白痴"、"愚痴"、"呆病"、"神呆"、"痴呆"等范畴。是由于阴阳、气血、脏腑功能失调引起的虚实夹杂的疾病，其病理主要为痰、郁、虚、瘀。脑居高巅，为元神之府，精明之府，是人的指挥中心，正常的生理功能有赖五脏功能的协调。肾精、脑髓、元神是脑学说的基本理论。肾主骨髓，脑为髓海，老年肾虚，髓海空虚，元神无主。心主神明，主血脉，为精神之所舍，心气虚，血脉瘀阻，心失所养。因此，人之精神思维、意识、情志与心脑的关系最为密切。肝主疏泄，助心调节情志，肝郁则调节情志失常。脾主运化，为后天之本。生化之源，脾虚失健运，不能升清降浊，水谷不化精微气血,反生痰浊,痰浊与瘀血蒙蔽清窍,使脑失清灵。所以,老年呆病病理定位在脑,与心、肝、脾、肾关系最为密切。治疗上应重点调整脏腑功能,消除痰、郁、虚、瘀的病理障碍。

【常用方药】

自拟益脑汤药物组成:熟地20g,太子参20g,黄芪15g,山萸肉12g,郁金10g,田七5g,丹参15g,菖蒲20g,远志10g,酒大黄5g,法夏6g,葛根15g,白芍15g。

随证加减:

头胀痛加羚羊角、石决明;失眠加炒枣仁、夜交藤、百合;头部或四肢震颤加龟版、鳖甲、全蝎;血虚加首乌、阿胶;大便溏加白术、益智仁;小便失禁加覆盆子、莲须;口苦口臭加黄连、栀子。日煎服1剂,1个月为1个疗程,治疗3个疗程判定疗效。

益脑汤中太子参、黄芪益气补心脾,通血脉;熟地、山萸肉滋肾益精髓;丹参、田七、大黄、葛根活血化瘀养血,降低血黏度,扩张脑血管;白芍、郁金解郁柔肝;石菖蒲、远志、法夏豁痰开窍,养心益智通神明。全方共奏滋肾健脑,化瘀豁痰,养心健脾,解郁开窍功效。临床中若患者痰蒙蔽清窍严重,可酌加麝香一药,诸窍可通,但应注意窍通即止。

地黄饮子加味······治疗髓海不足型老年呆病

尚炽昌、蒋士卿、张尚臣等医师(河南中医学院,邮编:450003)运用地黄饮子加味煎服治疗髓海不足型老年呆病,效果较为满意。

【绝技妙法】

老年呆病，又称为老年痴呆，为本虚标实之证。其主要病因不外湿、瘀、痰、郁四端，渐致心、肝、脾、肾等脏功能失调，气血不足，肾精衰枯，阳虚痰蕴、气滞血瘀。其病位在脑，脑髓失充是其病理基础；而心肾失调，精血亏损，痰瘀蒙闭，脑空神滞则是其基本病机。治宜填精补肾、祛瘀化痰、健脑益智。

治疗方法：

采用金元医家刘河间著《宣明论方》所载地黄饮子加味水煎内服，日1剂。

【常用方药】

基本处方：生地、山茰肉、肉从蓉、巴戟天、肉桂、麦门冬、石斛、五味子、石菖蒲、川芎、怀牛膝等。伴发高血压、糖尿病者可酌加降血压、降血糖药物。治疗期间禁用对脑功能有影响的其他药物。

地黄饮子加味方中山茰肉、生地滋补肾阴，填精补髓；肉从蓉、巴戟天温补命门，以达阳生阴长，髓充脑健之功；肉桂温养真元，摄纳浮阳；麦冬、石斛、五味子滋阴敛阳；菖蒲、远志、茯苓交通心肾，开窍化痰，宁心安神；川芎、牛膝行气活血，开郁散结。诸药合用，共奏填精充髓，交通心肾，祛瘀化痰，健脑益智之功，使肾气盛则脑髓充，心肾交而智慧生。然而本方终以填精补肾为主，故对老年痴呆辨证为心肝火盛、气滞血瘀者不宜使用。

增智益脑汤……治疗中风后痴呆

骆 凯、苗 绿、史洪亮等医师(锦州市中医医院,邮编:121013)运用自制增智益脑汤治疗中风后痴呆,疗效满意。

【绝技妙法】

中医学认为中风后痴呆的发生是在久病入络、肾精亏虚、痰瘀内阻的基础上虚、痰、瘀互相影响、转化,痰浊壅滞,化热、生风,酿成浊毒,败坏脑髓形体致神明失用、灵机记忆皆失而成。中医辨证特点:轻者健忘,反应迟钝,表情淡漠,寡言少语,重则表现为终日不语,或闭门独居,口中喃喃,言辞颠倒,强哭强笑,或不欲饮食,甚则数日不知饥饿,同时伴有中风后肢体障碍等症状,其病位在脑,与心、肾、肝、脾密切相关,为本虚标实之征象。

【常用方药】

治宜:从心、肝、脾、肾及脑入手,补肾益脑,活血增智,驱痰通络,扶正固本。增智益脑汤组成:熟地、鹿角胶、石菖蒲、远志、人参、丹参、当归、水蛭、参三七、银杏叶、川芎、陈皮等,或加山茱萸、地龙等。水煎,每日1剂,部分患者病情好转后可改为丸剂,疗程2个月～1年以上。

治疗结果:

治愈:表情自如、记忆清晰、言语流畅、计算准确、能从事轻体力活动,39例;有效:表情略呆滞,记忆欠清晰,语言不流畅,计算欠准确,66例;无效:治疗前后症状无任何改善,7例。总有效率94%。

增智益脑汤中人参、熟地、鹿角胶补气益肾、添髓增智,丹参、水蛭、川芎、当归活血逐瘀,石菖蒲、远志、陈皮驱痰开窍,参三七驱瘀生新,诸药合用具有补肾益脑、活血增智、驱痰通络之功效。现代医学研究表明:银杏叶含有黄酮甙和银杏叶酯,它们可通过扩张动脉和毛细血管增强脑循环,保护脑细胞不受损害。

【验案赏析】

刘某,男,70岁。2003年12月20日初诊。患脑血栓半年,肢体瘫痪基本治愈。近2个月来,表情呆滞,行动迟缓,精神萎靡,四肢不温,记忆力明显减退,舌质黯红,苔滑腻,脉沉缓。曾在本院查头示:右侧基底节多个类圆低密度区。中医辨证为脾肾两虚,瘀血内阻,痰蒙神窍。治宜:温补脾肾,活血化瘀,涤痰增智。予增智益脑汤加减,药用:熟地、鹿角胶、石菖蒲、远志各20g,人参15g,丹参25g,当归20g,水蛭10g,参三七、银杏叶、川芎、陈皮、桂枝各15g。水煎服,10剂。二诊:2004年1月4日,自诉精神渐爽,饮食增加,四肢渐温。嘱继服上方15剂。三诊:2004年11月25日,自诉诸症减轻,运动量增加,偶有头痛。上方加全蝎10g,蜈蚣2条,配成丸剂口服,以巩固疗效。5个月后,见其精神愉快,生活如常人。

【按语】增智益脑汤是较理想的中风后痴呆的脑保护剂,具有治疗和预防的双重功效,值得推广应用。

脑康聪明汤……治疗脑血管性痴呆

康 锐(陕西师范大学校医院,邮编:710062)、马绍茹、窦建卫医师,采用自拟脑康聪明汤治疗脑血管性痴呆,疗效满意。

【绝技妙法】

脑康聪明汤治疗脑血管性痴呆总有效率89.2%,脑康聪明汤治疗脑血管性痴呆具有改善症状，控制其发展，提高患者生活质量的功效。自拟脑康聪明汤组成由制胆南星、白果叶、海藻、石菖蒲、三七粉(冲)、川芎、肉苁蓉等组成。若烦躁明显者加磁石、龙骨、牡蛎；血压高者加天麻、钩藤、夏枯草等。每日1剂，水煎早、晚分服，30d为1个疗程。活血化瘀、祛痰开窍的脑康聪明汤，方中银杏叶、三七、川芎活血化瘀，增加脑血流量，改善脑部血液循环；制胆南星、石菖蒲、海藻化痰开窍，醒脑益智；方中使用肉苁蓉温肾阳以暖脾阳，为老年人所易出现的肾阳不足，脾运不健等兼证而设。

【验案赏析】

戴某，男，65岁，于2001年9月3日由家属配伴来就诊。既往有"高血压"病史10年，"脑梗塞"病史3年，头颅CT检查，提示左侧底节区脑梗塞、脑萎缩。患者形体肥胖，不善言语，反应迟钝，情感反应减弱，计算力及对近事记忆力差。查体：伸舌偏右，右侧上、下肢肌力均四级，感觉减退，病理征阳性。舌苔白腻，舌质紫暗有瘀点，脉弦滑。智能测定得分4分。诊断为脑血管性痴呆、脑梗死后遗症、高血压病。中医辨证为痰瘀阻窍证。治疗选用脑康聪明汤，连服20剂后，反应迟钝减轻，言语较前稍多，对近事记忆有所好转，右侧肢体肌力有所恢复，智能测定得分7分。原方服10剂后以原方配成丸药再服30多剂。后患者表情自如，反应灵活，对近事记忆力及计算力恢复正常。智能测定得分为7分以上，疗效判定为临床痊愈，现病情稳定，无反复。

【按语】纵观本方案，谨守病机，药专力宏，共奏活血化瘀、祛痰开窍之功，可使痰瘀祛，脑窍通，神机复，呆病愈，用之临床，疗效确切。

自拟芪参抗痴汤……治疗老年性痴呆

董学锋、熊成熙医师(浙江省人民医院,邮编:310014))自拟芪参抗痴汤治疗老年性痴呆,疗效较为满意。

【绝技妙法】

本病以填精益脑,化痰开窍,活血通络为治法。董学锋医师认为,年老之体,气血阴阳渐衰,益精充脑之时,应佐以祛痰化瘀之品,实邪既去,则可鼓舞正气,即标本兼顾,而获相得益彰之效。自拟芪参抗痴汤,全方旨在益气补肾,通心滋脑,祛瘀行血。

【常用方药】

治疗方法:

自拟芪参抗痴汤方药组成:黄芪、益智仁、胡桃肉、丹参各30g,郁金、山药、党参、石菖蒲各15g,桃仁12g,莪术、远志各10g,蜈蚣2条。

随证加减:

言语不清者加枳壳、胆南星;大便秘结者加生何首乌、肉苁蓉;尿失禁者加芡实、桑螵蛸;舌紫者加川芎、路路通;心悸易惊者加酸枣仁、合欢皮。

煎服方法:

上药加水40mL,煎成100mL,上、下午各服1次。30d为1个疗程,服用2个疗程作疗效判断。治疗结果,32例中临床痊愈18例;有效12例;无效2例。总有效率为93.75%。

方中黄芪味甘性微温,补中益气,与党参相伍,其补更速,通达内外,并为主药;益智仁温肾固原;核桃肉补肾强筋而健骨;山药补脾阴而固精;远志交通心肾,且补心益脑,共奏益气补肾,强志育神。佐以丹参苦降行血,活血祛瘀;莪术辛散温通,行气血充沛;郁金辛散苦降;石菖蒲辛苦而温,宣浊开郁;桃仁行血祛瘀。后5味药共奏活血化瘀之功。使以蜈蚣味辛性温,既通络行瘀,又能补益强肾。痰瘀阻络明显者,宜先治其标,着重于祛瘀化痰通络,尔后调补气血充脑或通补兼施。切忌妄攻峻通,也忌实补壅补。另外,若能配合心理疏导,必有利于提高疗效。

【验案赏析】

厉某,男,66岁,退休工人,1995年9月5日初诊。患者2年前出现头晕乏力,失眠健忘,耳鸣腰酸。近1年症状加重,并伴神情呆滞,反应迟钝,语言啰嗦,舌淡紫、苔薄白,脉弦涩。经中西药治疗罔效而来我科就诊。脑电图示弥漫性慢活动。头颅CT提示脑沟增宽,脑室扩大。证属老年痴呆病(气虚瘀滞型)。治以益气滋脑,涤痰化瘀,自拟芪参抗痴汤加味,处方:党参、郁金、石菖蒲各15g,黄芪、丹参、益智仁、胡桃肉各30g,莪术、桃仁、远志、制胆南星、川芎、路路通各10g,蜈蚣2条,15剂。

20日二诊:药后神情清醒,反应较前敏捷,头晕耳鸣减,腰酸好转,记忆力渐恢复。舌淡紫、苔薄白,脉弦细。气精得充,痰阻得疏,继原法迭进。上方加山药30g,枸杞子、怀牛膝各15g。15剂。

10月5日三诊:神情清晰,反应灵敏,回答问题正确,生活自理,能与人和睦相处。头晕乏力、耳鸣腰酸诸症均消。舌淡红、苔薄白,脉弦细。为巩固疗效,仍服上方15剂。并行心理疏导,智能训练和行为指导。随访1年,痴呆未作。

中医……治疗老年脑血栓形成后痴呆

李贯彻、孟祥福、李 光医师(山东省鱼台县妇幼保健所,邮编:272300)以益气化瘀、醒脑开窍法治疗辨证属气虚血瘀型脑血栓形成后痴呆,取得显著疗效。

【绝技妙法】

中医认为呆病的病位在脑,脑为元神之府、髓之海,气虚血瘀,瘀血内阻,蒙蔽脑窍,脑髓不充,是本病的主要病因病机。本病发生于脑血栓形成后,起病缓慢隐秘,多本虚标实。近代大量研究证实,它的发生与脑循环障碍,全脑缺血有关,并且全脑血流量降低的程度与"瘀血"密切相关。

用补阳还五汤加味治疗,恰切病机,补阳还五汤主治气虚血瘀、脉络瘀阻之病证。

【常用方药】

补阳还五汤加味药物组成:黄芪、当归、川芎、桃仁、红花、地龙、赤芍、石菖蒲、远志、丹参。日服1剂,水煎2次,兑后2次分服。30剂为1个疗程。

伴有高血压、冠心病、糖尿病、肺结核、高脂血症等,给予相应的药物治疗。配合心理疗法,对患者在精神调养、体育锻炼、饮食起居等方面,作相应的指导。全部病例经两个疗程的治疗,总有效率为83.3%。对脑血栓形成后遗症,如偏瘫、失语等神经功能缺损的8例,经用中华全国中医内科学会关于脑中风功能评分标准方法分析,临床功能改进者6例,占75%。

方中石菖蒲、远志开窍醒脑益智，丹参和血祛瘀、安神宁心，方中重用黄芪益气扶正以助血行，桃仁、红花、赤芍等活血化瘀通络。据现代药理研究，补阳还五汤具有扩张血管，降低血管阻力，改变血流动力，改善微循环的作用；丹参具有增加血流灌注量，促进体液循环与代谢的功能。

六、精神分裂症

电针……治疗精神障碍

倪怡洵医师(泉州市第三医院,邮编:362000)通过运用电针治疗精神障碍,发现电针配合抗精神病药物能有效地改善本病症状。

【绝技妙法】

精神障碍按中医辨证均属癫证范畴,癫证属阴,以精神抑郁,表情淡漠,沉默痴呆,语无伦次,静而少动为特征,多由痰气郁结,蒙蔽心窍所致,故取阳脉之海督脉的大椎、风府,解表通阳,清脑宁神而为治疗癫证的主穴;本神为足少阳阳维之会;内关、神门宽胸理气,清心宁神;足三里、丰隆健脾化痰开窍,诸穴合用,共奏化痰开窍,清心醒脑之效。

抗精神病药物以其见效快、应用方便等诸多优点,在精神科临床治疗上已占据了主导地位,但是抗精神病药物毒副作用不可低估,长期用药引起的耐药性等也给许多患者造成了极大的痛苦,若能辅以针刺、电针治疗,减少药物不良反应,缩短病程,提高疗效是很有意义的。

治疗方法:

(1)取穴

常用穴:哑门,大椎,风府,印堂,人中,并根据各个患者不同特点辨证配穴,针刺得气后以 G-6805 型电针机上下或对称通以中度刺激电流 15~20min(其中哑门、大椎穴不通电),并注意准确取穴,得气为止,不可过深,每日 1 次,7~10d 为 1 个疗程。

(2) 操作方法

选 28 号 1~1.5 寸不锈钢毫针,穴位常规消毒,患者取端坐位,不能合作者须给予耐心说服或他人帮助保持体位,以求取穴准确,并预防折针。由于精神患者其疾病的特殊性,不能很好配合,治疗时既要注意观察患者面部表情,又要认真体会指下的针感,若患者面部有轻微的皱眉、吸气,或指下有沉、紧、重的针感,即为得气。

【验案赏析】

吕某,女性,25 岁,住院号 10735,1997 年 12 月 11 日以"反复失眠,少语,哭泣 5a,复发 2d"为主诉入院。入院时表现呆滞,缄默不语,数问不答,时有自笑,夜眠少,舌质淡,舌体胖,苔白,脉弱。入院诊断:"精神分裂症"。经抗精神病药物治疗 5d,症状仍无改善,而予电针配合治疗。按中医辨证,患者属癫证,气虚痰结型,取穴以督脉的大椎为主穴,配以:①风府、神门、足三里;②本神、内关、丰隆。2 组交替,每日 1 次,连续 7d 治疗,症状逐渐改善,问之能答,主动接触,对病史有所回顾,对以前不配合治疗表示歉意,并能回顾针刺时的感受,生活自理。1998 年 1 月 24 日假出院观察返社会适应能力,1998 年 2 月 7 日办理正式出院手续。

电针······治疗产后精神障碍抑郁型

林 虹医师(天津安定医院, 邮编:300074) 通过产后精神障碍抑郁型患者施以电针疗法和毫针刺法后疗效的观察,收到满意疗效。

【绝技妙法】

中医精神病学的理论基础基于《内经》，其辨证论治，阴阳脏腑，六淫七情等学说一直成为精神病病因、病机学说的基础。

(1) 穴位

两组选穴相同，均为神门穴（双侧）、本神穴、心俞穴、神道穴、后溪穴（双侧）。

(2) 操作方法

两组均选用32号1寸半不锈钢毫针，穴位表面皮肤常规消毒后，将针迅速刺于皮下，施以手法得气后，电针组用G6805脉冲电针仪，采用疏密波，输出功率为80～90Hz，强度以患者能耐受为限，电极输出与各针柄相连，连续通电25min后起针。毫针组，针刺得气后，根据辨证虚实采用相应的捻转提插补泻手法，每10min行手法1次，留针25min后起针。每天治疗1次，5次1个疗程。

针刺治疗精神病在《灵枢》中明确指出手足太阳、阳明、太阴及手少阴等经可治疗精神疾患。按照传统选穴原则本文选取了神门、本神、心俞、神道、后溪穴。神门穴是手少阴心经俞土穴，阴经以俞代原，它不但是心经的原穴，可统治一切心经疾患，同时因心属火，穴属土，土为火所生，也就是心经的子穴。实则泻其子，使其具有清泄心热的卓效。本神穴属足少阳胆经，也是胆经与阳维脉的会穴，肝与胆互为表里，凡一般肝风内动而引起的疾患，它有直接在头部祛风醒脑的重要作用。心俞、神道两穴合用除具治心病作用之外，还有清泻肝热的作用。

中医辨证……治疗精神分裂症

谭惠军、陈翠霞、苏玉枝医师 (广州中医药大学第一附属医院，邮编 :510080) 采用中医辨证治疗精神分裂症，取得满意疗效。

【 绝技妙法 】

精神分裂症是精神病中较常见的一种，根据临床表现当属祖国医学 " 癫狂症 " 的范畴，此病治疗难度大，且易复发，但中医治疗则有一定优势，且副作用小而疗效较为稳定。

【 常用方药 】

1. 癫症

(1) 痰气郁结型

思虑太过，所求不得，肝气被郁，脾气不升，气郁痰结，痰蒙清窍，故出现精神抑郁，神志呆钝，语无伦次，时喜时悲，哭笑无常，不思饮食，舌苔薄腻，脉弦细或弦滑。治宜解郁化痰开窍。方用十味温胆汤加减。

处方： 橘红、天竺黄、茯苓、竹茹、远志、石菖蒲、佩兰、藿香、青礞石、胆南星、焦三仙。

(2) 气虚挟痰型

情志不遂，肝郁气滞，枢机不畅，故见精神抑郁，淡漠少语；肝郁化火，痰迷心窍，心神被扰，肝魂失藏，故见目瞪口呆；气虚挟痰，运化失职，故见面色萎黄，便溏溲清，舌质淡，舌体胖，脉滑或脉弱。治宜益气定神，化痰解郁。方用柴胡加龙骨牡蛎汤化裁。

处方： 柴胡、黄芩、郁金、丹参、桃仁、赤芍、红花、磁石、生龙骨、生牡蛎、党参、朱砂、合欢皮。

(3) 心脾两虚型

心脾两虚，气血内耗，神不守舍，故见神思恍惚，魂梦颠倒，心悸易惊，善悲欲哭；脾虚失于健运，故见体困肢乏，饮食减少，舌质淡，脉细无力。治宜补脾益气，养心安神。方用归脾汤加减。

处方：党参、炙黄芪、炒枣仁、五味子、茯苓、全当归、白芍、生龙骨、柏子仁、川芎、甘草。

2．狂症

(1) 痰火扰神型

暴怒愤郁，肝胆气逆，郁而化火，煎熬成痰，上蒙清窍，或因过喜伤心以及胃热上蒸，扰乱神明，故见头痛，躁狂，彻夜不眠或狂乱莫制，骂人毁物，两目怒视，舌绛苔黄，脉弦大滑数。治宜平肝潜阳，清心化痰。方用生铁落饮合礞石滚痰丸加减。

处方：生铁落、胆南星、橘红、法半夏、石菖蒲、玄参、川黄连、茯苓、朱砂、麦冬、青礞石、天冬、沉香、朴硝。

若烦渴引饮者可加石膏、知母以清热；若阳明热盛、大便秘结、舌苔黄燥、脉实大者，可用加减承气汤以荡涤秽结，清泄肠胃实火。

(2) 火盛伤阴型

狂病日久，耗气伤阴，故见狂势渐弱、精神疲惫之象；阴不足则不能制心火，虚火上炎故时而烦躁不安，形瘦面红，舌质红，脉细数。治宜滋阴降火，安神定志。方用二阴煎合千金定志丸加减。

处方：生地黄、麦冬、玄参、灯心、茯神、酸枣仁、党参、石菖蒲、远志、茯苓、白术、甘草。

3．癫狂并发症

在临床上，或癫或狂，癫狂并见者并不少见。笔者认为，癫病属阴，但癫病日久，失于治疗，致痰郁化火，痰火扰心，则发为狂症，此属由阴出阳。狂病属阳，日久实火渐得宣泄，余邪滞留，痰阻经络，迷阻心窍，则转为癫症，此属从阳转阴。故癫狂虽互有区别，又相互联系、相互转换，且可两者并存。若脏腑功能失调，肝肾阴液不足，则见精神抑郁，表情淡漠，神志痴呆等癫症表现；若七情化火，痰气上扰，则见躁狂无知，打人毁物，骂詈不避亲疏等狂症表现。以癫症表现为主者，治宜行气解郁，养心安神，佐以涤痰开窍，方以千金定志丸加味，处方：党参、茯神、柴胡、合欢皮、郁金、远志、白芍、酸枣仁、柏子仁、法半夏、石菖蒲、甘草；以狂症表现为主者，治宜清热平肝，涤痰开窍，佐以安神定志，方用自拟礞丑涤痰宁心汤治疗，处方：礞石、黑丑、沉香、朱砂、胆南星、黄连、茯神、珍珠母、远志、郁金、牙皂、炒枣仁、石菖蒲、枳实、山栀子等。

【验案赏析】

案1：李某，男，25岁，教师，2004年9月19日初诊。患者平素个性孤僻，心胸狭窄，多疑倔强，沉默寡言，与同事相处关系不好。2年前与同事发生争执后精神逐渐异常，妄想有人在监视自己行为，幻听到别人在议论自己，时常喃喃自语，睡眠少，一直不能工作，近半年来头脑混乱不清，不能阅读，分析能力差，记忆减退。于2个月前经当地某医院诊断为精神分裂症妄想型，住院治疗1个月，服用大量氯丙嗪，症状好转而出院。现表现为痴呆，精神呆滞，表情淡漠，直视，少动不语，仍有妄想及幻听觉，睡眠少，多梦易醒，痰多，不思饮食，手颤，舌质淡红，舌苔黄腻，舌中心沟裂，脉沉细滑。辨证为痰气郁结型癫证。治以解郁化痰，开窍醒神。处方：橘红6g，茯苓15g，竹茹15g，枳实15g，胆南星15g，郁金10g，远志10g，石菖蒲12g，天竺黄10g，合欢皮10g，黄连10g，香橼10g。每日1剂，水煎服。服完5剂后，患者精神好转，言语主动，自觉头脑较清楚，睡眠仍少，舌质淡红，苔腻减少，脉沉细滑。前方加炒枣仁20g，连服1个月。药后妄想幻听已消失，精神、睡眠均正常，能阅读渐恢复。

停药随访半年，未再复发。

案2：王某，男，25岁，农民，2002年4月10日初诊。患者2年来间发性精神异常，病情发作时喜怒无常，突然变得高兴愉快，出入歌唱，见人有说有笑，十分热情，终日忙碌，但什么事都做不好，与人说话纠缠不休，常在女青年面前说些放肆话，如有人劝阻，则会粗暴无理甚则打人、骂人，少眠多食，行为乖僻。经当地某医院诊断为躁狂忧郁性精神病（躁狂病）。诊见症如前述，并见双目炯炯有神，舌尖起红刺，苔白，舌中心沟裂，脉弦数。诊为癫狂并发症，证属肝郁化火，痰火上扰神明。方用礞丑涤痰宁心汤加减。处方：礞石10g，黑丑9g，朱砂3g，黄连6g，胆南星10g，远志10g，石菖蒲12g，珍珠母30g，牙皂10g，炒酸枣仁30g，郁金10g，炒栀子10g，茯苓15g，天竺黄12g，藿香12g，法半夏10g。每日1剂，水煎服。服5剂后患者情绪稳定，语言减少，睡眠增加，活动减少。按前方加减服药30剂，精神症状消失。随访1年，未见复发。

自拟醒神汤……治疗精神分裂症

洪　华医师（浙江省金华市中医院，邮编：321017）临床应用自拟醒神汤治疗精神分裂症患者，获效良好。

【绝技妙法】

精神分裂症属中医"癫病"、"狂病"范畴，病因病机有情志所伤、痰气郁结、饮食不节、先天遗传等。癫狂之名最早见于《内经》，《素问·生气通天论》曰："阴不胜其阳，则脉流薄疾，并乃狂"。《素问·宣明五气论》曰："邪入于阳则狂，邪入于阴则痹，搏阳则为癫疾"。《素问·至真要大论》曰："诸躁狂越，皆属于火"。又如《难经·二十难》曰："重阳者狂，重阴者癫"。《景岳全书·癫狂痴呆》说：

"凡狂病多因于火，此或以谋为失志，或以思虑郁结，屈无所伸，怒无所泄，以致肝胆气逆"。《证治要诀·癫狂》说："癫狂由七情所郁，遂生痰涎，迷塞心窍"。又如清《医林改错·癫狂梦醒汤》曰："癫狂一症，乃气血凝滞脑气，与脏腑气不接，如同作梦一样"。故阴阳失衡，情志抑郁，痰湿及痰火内扰，气血凝滞是癫狂发病的主要病机。本文所采用的醒神汤，就是针对上述病情所设，乃以四逆散为基础，透邪解郁，疏肝理脾。

【常用方药】

醒神汤组成：陈皮、柴胡、百合、柏子仁、石菖蒲、枳壳、川郁金、三棱、知母、朱茯苓各10g，白芍、制大黄各15g，丹参25g，生地、钩藤、煅龙骨、生牡蛎各30g，远志、生甘草各6g。每日1剂，水煎分服。连续服药1~3个月。

自拟醒神汤中柴胡疏肝；大黄泻下攻积，清热泻火，解毒，活血祛瘀；石菖蒲开窍宁神；钩藤熄风，清热，平肝；郁金活血行气解郁，凉血清心；枳壳、陈皮理气化痰；三棱破血祛瘀；丹参活血祛瘀，养血安神；百合、柏子仁、远志安神；煅龙骨、生牡蛎平肝潜阳；白芍养血敛阴，平抑肝阳；生地、知母清热凉血，养阴生津；朱茯苓健脾利湿安神；甘草调和诸药。全方具有清热化痰，疏肝解郁，镇心安神，健脾利湿，养阴生津，活血去瘀之功。从治疗病例看，用西药越长、量越大，越是难以好转和痊愈。从中医治疗效果来看，单独用中药也可治愈本病，并且在同时服用西药的病例中，中药治疗后，能够较顺利地撤离西药，或最大限度地减少西药的用量，从而降低了西药的副作用。本文所选病例均是临床中的疑难病例，很多是久病不愈的患者，从治疗所取得的效果来看，中医药在其治疗中的作用不可小觑。

【验案赏析】

李某,女,18 岁。原为成绩优异的高中学生,2001 年 1 月 3 日突然出现思维紊乱,幻觉,不去上学,也不看书,成绩直线下降。病发时离家出走,需发动全家及亲友上街寻找。曾到相关精神病专科医院诊治,诊为"精神分裂症"。然患者认为自己没病而拒服西药,家人亦恐西药有副作用而随之。因当年正值参加高考,考期日益临近,家长心情异常焦急。经人介绍,于当年 3 月求诊于余,吾观其状,符合精神分裂症诊断,尚有大便秘结、溲赤、面红目赤、喜冷饮,舌红、苔黄腻,脉滑数有力。予以醒神汤加桃仁 10g,服 10 剂后,精神状况即有明显好转,继服药 20 剂后,病情基本控制,乃去桃仁,改制大黄为 6g,加炙黄芪 15g,巩固治疗后痊愈。当年参加高考,成绩优异,并留学海外。

泻火定狂汤……治疗精神分裂症

刘俊德医师(河南省郑州市第八人民医院,邮编:450006)根据祖国医学理论,反复实验,总结出了泻火定狂汤,用于精神分裂症的治疗,旨在提高治疗精神分裂症的整体疗效,减少西药毒副作用。

【绝技妙法】

精神分裂症主要病机为肝失疏泄,久郁化热,蕴郁于内不得发泄,热火循经上行于头目,导致大脑皮层兴奋和功能紊乱。中医辨证多属痰气郁结、痰火上扰之狂证。《灵枢·癫狂篇》有"狂,目妄见,耳妄闻,善呼"的记载;《素问》言"诸越躁狂,皆属于火",《景岳全书》言"凡狂病多因于火",《医学正传》言"狂为痰火独盛,多为求望高远不得志者有然"。狂为阳证、实证,主要与肝、胆、心、脾胃、肾脏有关。阳病治阳,实则泻之,治之当以清热泻火为主。

治疗方法:

在采用西药常规治疗的同时加服泻火定狂汤。

【常用方药】

方药组成:黄芩9g,黄连9g,黄柏9g,当归6g,芦荟6g,龙胆草6g,大黄6g,生石膏12g,生地黄6g,知母6g,代赭石12g,甘草3g。每日1剂,水煎早、晚饭后服。均以60d为1个疗程,用药同时记录其不良反应。

泻火定狂汤重用黄芩、黄连、黄柏以清泻三焦之火;更以生石膏、知母、大黄清泻阳明腑热;当归、芦荟、胆草以清泻肝胆实火,理气化痰;佐以生地黄滋阴降火;代赭石、甘草以宁心安神。共奏清热泻火,行气化痰安神之功效。本方以病机为基础,重在泻火滋阴、化痰安神,有调整机体生理机能,平衡阴阳,镇静安神之作用。现代医学研究表明,对于中枢神经系统,中药可能减轻DA代谢活跃造成的损伤,清除损伤神经元的有害因素,促进神经元的修复,使其功能趋于正常,减轻精神症状。因而对精神分裂症的痰气郁结、痰火上扰诸症候有较好的治疗效果。

中医辨证······治疗精神分裂症

石向东医师(湖北省英山县红山镇卫生院,邮编:438700)在临床中运用中医理论将精神分裂症归纳为三型,用中药治疗,效果满意。

【绝技妙法】

中医学对精神疾病的病因与其他疾病的认识是一致的，其病因为内外界的"邪气"压倒了机体的"正气"，即六淫的侵袭，七情过伤及劳倦、外伤、遗传等，以致机体阴阳二气虚实不调，脏腑功能紊乱，气血痰火搏结，蒙蔽心窍，而产生或虚或实的癫狂病证。石向东医师根据该病病因和症状特点，将该病分为痰火扰神、脾肾阳虚、气滞血瘀3种类型，分别采用清热泻火，温阳补肾健脾，行气化瘀等方法治疗，使机体实火得清，顽痰得化，气血得顺，阴阳二气平衡，脏腑功能自然协调，邪气祛，正气安，故病情自愈。从气滞血瘀、脾肾阳虚、痰火扰神3型的治疗效果看，有"瘀易祛，痰难清"的临床治疗特征，而痰火扰神型又占临床精神分裂症的多数，加长疗程效果可更好。

中医辨证分型

(1) 痰火扰神型 (以精神运动性兴奋为主)

主证：彻夜不眠，躁狂，两目怒视，面红目赤，甚则狂乱莫制，骂人毁物，高歌狂呼，舌质红绛，苔多黄腻或黄燥，脉弦大滑数。

(2) 脾肾阳虚型 (以精神运动抑郁为主)

主证：精神抑郁，淡漠少语，思维贫乏，甚则目瞪口呆，妄闻妄见，嗜睡神痴，面色萎黄，便溏溲清，舌质淡，舌体胖，苔白腻，脉弦或数。

(3) 气血瘀滞型 (以思维与知觉障碍为主)

主证：躁扰不安，恼怒多言，甚则登高而歌，幻觉及妄想，面色暗滞，胸胁满闷，头痛心悸，失眠，舌质紫暗或有瘀斑，脉弦数或细涩。

【常用方药】

(1) 痰火扰神型

治以清热泻火，用黄连、黄柏、当归、龙胆草、芦荟各 12g, 生

大黄 (后下)10g, 芒硝、石膏、牡蛎各 30g, 知母、甘草各 10g。

(2) 脾肾阳虚型

治以温阳补肾, 用巴戟天、淫羊藿、仙茅、黄芪、陈皮、附片、肉桂、党参各 12g, 熟地、龟版各 15g, 砂仁、甘草各 10g。

(3) 气滞血瘀型

治以行气化瘀, 用龟版、枸杞、生地、柏子仁、当归、五味子、枣仁各 15g, 桃仁、菟丝子、红花、地龙各 12g, 甘草 10g。

上药均为每日 1 剂, 水煎分 2 次服, 30d 为 1 个疗程。

朱砂安神汤⋯⋯治疗精神分裂症幻听

李建国、黄庆元医师 (甘肃省兰州市第三人民医院, 邮编 :730050) 用中药朱砂安神汤治疗幻听症状, 并取得了较为满意的疗效。

【绝技妙法】

精神分裂症幻听在临床上表现为自言自语、自笑、语无伦次、行为紊乱, 属祖国医学 "癫狂" 范畴。《素问 · 至真要大论》有 "诸躁狂越, 皆属于火"。《灵枢 · 本神》篇有 "心怵惕思虑则伤神, 神伤则恐惧自失"。《医学正传》指出 " 此心火独盛, 阳气有余, 神不守舍, 壅盛使然"。《证治要诀》指出 "癫狂由七情所郁, 遂生痰涎, 迷塞心窍"。《医学入门》首创 "血迷心包"。由此可见, 心火偏盛, 耗伤阴血, 心神被扰是发病的主要原因, 治疗当以镇心安神, 清热养阴为主。

治疗方法 :

朱砂安神汤由我院制剂室统一制备, 浓缩提取 250mL, 每日分 2 次温服。

【常用方药】

药物组成：朱砂 0.3g，黄连 10g，当归 10g，生地 10g，甘草 15g。朱砂研极细末，用药汤冲服，4 周为 1 个疗程，共服 2 个疗程，每周服 5d。

方中朱砂甘寒重镇，既能镇心安神，又能清心火；黄连苦寒，清心泄火，除烦安神；当归、生地养血滋阴；甘草和中缓急。诸药合用，可使心火得清，阴血得补，心神安定，诸症自除。

【验案赏析】

案 1：杨某，男，24 岁。2000 年 12 月 1 日因"孤僻，空闻人语，疑人苦，睡眠差半年，加重 1 周"住院。入院后体查及神经系统检查正常，精神检查：神清，定向完整，接触被动，思维松弛，引出西语性幻听，被苦妄想，情感淡漠，无自知力。入院诊断：偏执型精神分裂症。用奋乃静系统治疗，量 8～40mg/d，服 1 月余，西语性幻听未见减轻，故加用朱砂安神汤每日 250mL，分 2 次温服，服 4 周后，西语性幻听消失，情感反应较前活跃，睡眠好转。

案 2：李某，男，40 岁。2001 年 10 月因"自语、自笑、疑心大、脾气大、睡眠差，反复发作 10 年，复发半月"住院。入院后体查及神经系统检查正常，精神检查：神清，定向完整，接触尚可，引出评论性幻听，关系妄想，情感淡漠，无自知力。入院诊断：偏执型精神分裂症。用舒必利系统治疗，量 0.2～1.0g/d，治疗量维持治疗 1 个月后，关系妄想，情感淡漠均显著好转，但评论性幻听未见减轻，故加用朱砂安神汤每日 250mL，分 2 次温服，服 8 周后，幻听明显减少，声音变低，听不清。

枣百宁神汤······治疗精神分裂症

枣百宁神汤乃宗《伤寒论》柴胡加龙骨牡蛎汤及《金匮要略》百合地黄汤之旨,根据我院多年临床经验,反复探讨,筛选而成。马宝生、杭传珍(山东聊城市第四人民医院,邮编:252000)、谭焕平等医师用于临床治疗精神分裂症,疗效满意。

【绝技妙法】

精神分裂症,属中医之"癫狂"范围,与心、肝、胆、脾关系密切,其主要病机为七情所伤,郁而化生痰,结而化生火,气血逆乱而致,此外与先天禀赋有关。心主神志,有赖于气血调畅、阴阳平衡。大致可分痰结为患,癫症易发,痰火上扰,狂症可致。故欲除痰火之源必解气血之郁,郁去则釜底抽薪,痰火无由以生。再佐以养血、安神、豁痰通窍之药,标本兼顾,疾乃可愈。

【常用方药】

枣百宁神汤加减基本方:枣仁 60 ~ 10g,百合 30 ~ 60g,合欢皮 30g,佛手 30g,夜交藤 30g,当归 15g,丹参 30g,石菖蒲 20g,郁金 20g,龙骨、牡蛎各 30g,南星 10g,甘草 6g。

在常规抗精神病药物治疗的同时,加服枣百宁神汤每剂煎 2 次,药液合并一起 1200mL。每天晨间 1 次服 350 ~ 400mL,1 剂服 3d,周日停服,少数患者给予必要的辨证施治。

枣百宁神汤中,重用佛手、合欢皮解郁,加郁金以理气,此借柴胡加龙骨牡蛎汤之意,而不用柴胡,乃是避柴胡升、燥之弊;用枣仁、百合者,一则因痰火伤阴耗血,取其养血滋阴之效;二取枣仁镇静安神之功，百合宁心安神之效，又加夜交藤除有养心安神之功外，尚有补中气、行经络通血脉之功。三药合用，使心、肺、脾得养，神魂魄自安。菖蒲、南星豁痰开窍，以除经络之阻；龙骨、牡蛎镇肝潜阳以平肝亢之火，《本草》述龙骨可以疗阴阳乖离之病，如阴不能守阳，或为惊悸、为狂痫、为谵妄，又重用丹参活血宁心、凉血。此方虽借百合地黄汤之意，但去地黄之滋腻，加当归补血和血，更能调畅气机，本方符合精神分裂症共有病机，再结合辨证，痰盛加礞石之属，火盛加胆草、大黄、栀子泻火之类，则药证更加合拍。

神安汤……治疗精神分裂症失眠

曹欣冬、范吉平（首都医科大学附属北京安定医院，邮编：100088）、王　伟医师根据辨证论治，以自拟神安汤治疗精神分裂症失眠取得了较好疗效。

【绝技妙法】

中医学认为，失眠病理变化总属阳盛阴衰，阴阳失交与心肝脾肾及阴血不足有关。心主血脉，主神明；脾主运化，主统血，为气血生化之源，后天之本；肝主藏血，有贮藏和调节血量的作用，主疏泄，能调节精神情志；肾为先天之本，内藏元阴元阳，主五液。失眠可由多种原因导致：肝郁化火，上扰心神可致失眠；积湿生痰，痰热互结扰神可致失眠；肾阴不足，不能上交于心，虚热扰神可致失眠；脾虚气血生化不足，血不养心，神不守舍可致失眠。曹欣冬等医师认为精神分裂症失眠早期以肝郁、火热、痰湿、血瘀为主要病理改变，后期以脾、肝、肾之不足为特点。治疗精神分裂症失眠以清热祛湿，和血安神为法。

治疗方法：

基础治疗：

均应用镇静作用小的舒必利治疗精神分裂症，剂量每天 0.8 ～ 1.2g，入组后抗精神病药物剂量不改变。加服神安汤。

【常用方药】

神安汤药物组成：苦参 30g，炒酸枣仁 60g，丹参 30g，远志 15g，当归、茯神各先用清水浸泡药物 2h 后煎煮，煮沸后改用微火煎，共 2 煎，浓缩汤剂至 50mL，每天 1 剂，均在每晚 20h 服药，疗程 2 周。

神安汤以苦参清心热、安心神。《别录》谓：苦参养肝胆之气，安五脏，安志益精，利九窍。《本草经百种录》谓：苦参专治心经之火故用治心烦不寐，心经有热的患者，往往收效甚捷。酸枣仁补肝胆，益肝气，养肝血，醒脾气，除心烦，安心神。丹参补心定志，养血安神，清心除烦，活血凉血。远志降心火，温肾益阴，功专交通心肾，又有养心安神之功。当归补心肝之血，其气轻而辛，又能行血逐瘀。茯神补益脾气，养血安神，健脾利水不伤气。各药共奏清热宁心，健脾祛湿，养血祛瘀，和血安神之功，紧紧围绕精神分裂症及失眠的特点进行治疗，故能取得较好疗效。

自拟宁神镇癫汤……治疗精神分裂症

黄金铭医师(福建宁化县中医院，邮编:365400)以自拟"宁神镇癫汤"应用于临床治疗精神分裂症，取得较好疗效。

【绝技妙法】

癫与狂均是精神病，历代医家认为狂多实，癫多虚。精神分裂症的症状复杂多变，癫中兼有狂症，所谓癫中之实也。其病机纷纭复杂,往往虚实互见,临床上多本虚标实。本虚者,心脾气血亏虚,脑神失养,神无所归;标实者,气、火、痰、瘀之邪,蒙蔽清窍,阻闭神明,导致心、脾、肝、脑四脏功能失调。临床分类不宜刻板,采用中医辨证,灵活变通,治法应标本兼顾,攻补兼施,方可获较好疗效。

【常用方药】

自拟宁神镇癫汤组成:西洋参 10g,茯神、炒枣仁、白芍、龙齿各 30g,郁金、丹参、石菖蒲、半夏各 15g,胆南星、远志、白芥子、甘草各 10g,生铁落 60g,水 5 碗。先煎生铁落、龙齿,后入诸药浓煎成 2 碗,分 2 次凉服。

随证加减:

如便结,苔黄腻,脉象偏于弦滑者,去参、芍,加大黄、竹沥,配合每日静脉滴注 40mL 清开灵 5 ~ 7d;舌紫暗,脉沉涩,挟瘀者,白芍改赤芍,加桃仁,每日配合滴注 60mL 刺五加 5 ~ 7d;舌红,脉细数为阴虚火旺者,加生地黄、玄参、麦冬,去半夏、白芥子;迁延日久,极度懒散、退缩者加肉桂、附子、紫石英。每日 1 剂,1 个月为 1 个疗程,连续 3 个疗程后评定疗效。

宁神镇癫汤中西洋参不温不燥,养阴益气,健脑益志,生津镇静;茯神、炒枣仁、远志养心宁神补脑;白芍柔肝养血荣脑;郁金、丹参解郁通络;半夏、胆南星消痰降逆;石菖蒲化浊开窍;龙齿、生铁落平肝潜阳。全方具有宁神养脑,平肝开郁,通络豁痰之功效。治疗精神分裂症可起到改善脑微循环和脑细胞代谢,增强大脑调节功能和自体解毒功能。本方味不苦,无副作用,易被患者接受,对慢性患者尤为适宜。

自拟系列方……治疗精神分裂症

谢德明、彭建明医师(第三军医大学大坪医院重庆市中区中医门诊部,邮编:630013)经多年的临床研究,用自拟的精神分裂症系列方治疗精神分裂症,取得满意的疗效。

【绝技妙法】

精神分裂症的主要病因病机为气郁痰火,阴阳失调。其病变在肝胆心脾。根据临床表现不同,分为不同证型给予清热解郁,化痰开窍,养血安神,泻火通便等法治疗。但治疗时须抓住其共同特点,即阴不胜阳,阳亢于上,扰乱神明。阳有余便是火,火热是其主要病因,故精神分裂症系列方均以生石膏为主药(有时重用到200g左右)清热泻火,再根据证型加用其他药物,确实能收到快捷明显的疗效。

【常用方药】

(1) 肝郁火旺型

精神抑郁,表情淡漠,头痛失眠,面红目赤,两眼呆滞,或突然狂躁无知,不避亲疏,舌红苔薄黄,脉弦数。选用"精分1号"方(生石膏、生大黄、礞石、黄柏、黄芩、芒硝、郁金、黄连、地胆、水灵芝等)。

(2) 血虚痰火型

形瘦面红,多言善惊,时而烦躁,双目无神,反应迟钝,语无伦次,舌质淡红,脉细数。选用"精分2号"方(生石膏、石菖蒲、薄荷、黄芩、黄柏、胆星、鸡血藤、天竺黄、十大功劳、白皂药等)。

(3) 阳明热结型

神志不清，喜怒无常，双目呆滞，口干咽燥，烦渴冷饮，小便黄赤，大便秘结，舌红苔黄，脉滑数有力。选用"精分3号"方(生石膏、大黄、当归、芦荟、黄芩、黄柏、水灵芝、老蛇莲、青木香、青皮、八角莲、枳壳、厚朴、香樟根等)。

【验案赏析】

案1：管某，女，42岁。1994年5月25日诊。1月前始发傻笑已止，手舞足蹈，躁动不安，答非所问。后到本市某医院治疗，诊为精神分裂症。经服药治疗1周后未见好转，遂来我处求治。现见患者神志呆滞抑郁，语言断断续续，表达不清，畏惧生人，面红目赤，手足乱动，舌尖红，苔黄少津，脉弦数。此为，肝郁火旺型，治宜清热解郁。方选"精分1号"方煎服，每日1剂，每次服500mL。服5剂后，神志已较清楚，语言有条理，已不怕见生人，面色转正常。药已中病，继服前方。3剂后神志清楚，情绪安定，语言正常，临床治愈。

案2：贺某，男，25岁，1994年4月21日诊。1989年因精神意识障碍，语无伦次，到数家医院诊治，诊断为精神分裂症，经治疗时愈时发。近日，复又发作遂来治疗。诊见患者面色灰暗，双目无神，表情呆板，自言自语，语无伦次，畏惧生人，时又烦躁，食少眠差，小便黄少，舌质淡红，脉细数。此乃血虚痰火型。宜养血豁痰，清热安神。选用"精分2号"方煎服，每日1剂。服12剂后，思维正常，语言清楚达意，神志安宁，睡眠好转。病已基本痊愈，改用归脾汤煎服巩固疗效。后随访3个月未再复发。

案3：王某，女，28岁，1994年4月3日诊。患精神分裂症已9年，曾经多家医院治疗未见明显好转。平常神志不清，喜怒无常，双目呆滞，自言自语，手足不停舞动。来诊时问而不答，见其口唇干裂，嗅其口臭异常。家属称其数日大便1次，干结成团。舌质红苔黄厚少津，中心灰黑，脉弦大滑数。辨为阳明热结型。治宜通便泻火，理气解郁。选用"精分3号"方煎服，每日1剂。连服15剂后，头脑清醒，思维正常，精神安宁，记忆力逐渐恢复，大便已不干结，隔日1次，口唇转润。继服前方8剂后，神态如常人，语言流畅清楚，有条理性，余症均消失，舌脉正常，病已痊愈。

大黄菖蒲郁金汤······治疗精神分裂症

张　明医师(山东即墨市人民医院，邮编:266200)自拟大黄菖蒲郁金汤加减治疗狂躁型精神分裂症，获得满意疗效。

【绝技妙法】

狂躁型精神分裂症是一种情志病证。暴怒伤肝，肝火暴张，鼓动阳明痰热，上扰神明，蒙闭清窍，故见精神异常，大便秘结诸症。治疗则"以通为用"，法以泻肝清火，解郁开窍，荡涤秽浊。

【常用方药】

大黄菖蒲郁金汤：大黄60g，石菖蒲、郁金各10g。百合、合欢皮各30g，远志、生牡蛎各15g。水煎服，日1剂，分早、晚2次服。

随证加减：

热甚、口干口苦、便秘重者去生牡蛎，大黄重用至120g，加芒硝(冲服)10g;热轻、大便通者加甘松、淮小麦、甘草各15g。

大黄菖蒲郁金汤中重用大黄为主药，攻积导滞，泻火凉血，荡涤胃肠实热，釜底抽薪而清其源，合以石菖蒲、郁金、百合、生牡蛎、合欢皮、远志行气解郁，开窍祛痰，平肝熄风，清心安神而醒其神。浊祛清升，神志终至正常。

【 验案赏析 】

张某,男,68 岁,1990 年 4 月 28 日诊。患者平素情绪急躁易怒,1 月前与其子争吵后,遂致精神异常,心神不定,坐立不安,疑神疑鬼,头痛失眠,3d 后突然狂躁不安,大声叫骂,毁物伤人,逾垣上屋,四处游荡,不食不眠。在某精神病院诊为精神分裂症,服西药未效。发病来口干,大便干。查:舌质红苔黄厚,脉弦数。

证属阳明热盛,肝火上扰神明所致。治宜泻肝降火,开窍醒神,荡涤秽浊。遂予大黄菖蒲郁金汤:大黄 120g,石菖蒲、郁金、芒硝(冲服)各 10g,远志 15g,百合、合欢皮各 30g,3 剂后,大便泻下数次,臭秽难闻,精神恢复正常,已能问对。上方继服 10 剂,诸症消失。随访至今未犯。

静神汤……治疗精神分裂症

塔其一、瞿 跃(吉林省中医中药研究院,邮编:130000)、钟 心、裴君华等医师经多次研究及方药筛选,采用自拟静神汤加减治疗精神分裂症,效果满意。

【 绝技妙法 】

精神分裂症以七情致病为多,郁久化热,痰火交炽于上,使气血逆乱,神明之府受损,故出现诸种精神症状。根据此病发展的 4 个阶段即气,火、痰、瘀而拟方静神汤。

治疗方法:

用清泄痰火、解郁安神法,方用自拟静神汤加减,所有病例疗程均为 8 周,治疗 1 个疗程后均停止服药,评定疗效。

【常用方药】

静神汤组成：黄连 15g，龙胆草 15g，胆南星 10g，丹参 20g，石菖蒲 30g，香附 15g，郁金 15g，茯神 15g，酸枣仁 20g，夜交藤 20g，朱砂（冲服）2g。

随证加减：

急躁易怒，打人毁物者加栀子、芦荟；痰涎壅盛，苔白厚而滑者加青礞石、清半夏、远志；胸闷气滞重者重用青皮、郁金；口渴口干，舌苔黄燥或焦黑者加玄参、生石膏；夜寐不安、恶梦者加琥珀、生龙牡；精神抑郁加合欢皮；气短微言、神疲乏力者加人参、黄芪、炙甘草；面色不华、唇舌色淡者加当归、白芍、阿胶。上方均用水煎，每日 1 剂，服药期间忌食酒、烟、辣椒等辛辣之品。

静神汤中黄连、龙胆草清心肝之火，配丹参凉血活血、消血中之火，香附、郁金以疏肝理气解郁，茯神、枣仁、夜交藤安神，石菖蒲既能养心安神，又能利气解郁，剂量稍大一些，对改善精神症状大有益处，胆南星助石菖蒲清化热痰开窍。诸药合用有清泻痰火，解郁安神之功，用于治疗精神分裂症随证灵活变通，每能收到满意的疗效。

【验案赏析】

史某，女，33 岁，教师，1989 年 7 月初诊。3 个月前和同志纠纷后抑郁不畅，头痛不眠，易怒善惊，2d 前发生狂言妄语，撕衣毁物，幻听幻视。诊见怒目直视，烦躁多动，舌质红绛，苔黄燥，脉洪数。证属肝郁痰火上扰清窍，施以本方加减：黄连、栀子、香附、郁金各 15g，龙胆草 20g，胆南星 10g，玄参 15g，茯神、炒枣仁、夜交藤各 20g，朱砂（冲服）2g，每日 1 剂，日服 2 次。

服上方 15 剂，狂言妄语、撕衣毁物停止，神志转清。上方加龙牡各 30g 以增镇静安神之力。服 1 个疗程后停药,症状全部消失,神志恢复至病前水平,恢复工作,观察 1 年未复发。

蛇蜕汤······治疗精神分裂症

冯继申、刘清枝医师 (河南驻马店市中医院,邮编 :463000)自拟蛇蜕汤治疗精神分裂症,疗效满意。

【常用方药】

蛇蜕汤方药组成:蛇蜕、鸡蛋、白糖。制法:先煎蛇蜕 (大者半条,小者 1 条) 半小时,取出蛇蜕,将鸡蛋 (不搅)3 个打入,文火炖约 7min(鸡蛋炖熟为度),白糖 30g 放入搅匀即可。

服用方法:

鸡蛋、药水全服下。第 2 日把第 1 日取出的蛇蜕切碎,水煎如前。服时将蛇蜕也吃下,余同前。每 2 日 1 剂,连服 2 个月。

【验案赏析】

马某,女,25 岁,1974 年 10 月 21 日诊。3 年前因生气,出现妄想、幻觉及行为反常。现复发。查:面红、耳赤,躁动不安,舌苔黄腻,脉弦滑而数。诊断为精神分裂成 (偏执型)。经服蛇蜕汤 10d,症状减轻,续服 2 个月,临床症状消失,生活自理。停药 2 年,病情稳定。随访 5 年,未复发。

中医分期······治疗精神分裂症

何才春医师 (浙江省舟山市医学情报站,邮编 :316000)将精神分裂症分为急性发作期、慢性期和康复调养期,进行分期辨证论治，收效明显。

【绝技妙法】

1. 急性发作期 (慢性急性发作)

(1) 心经痰火 (多见于紧张型)

主证：神情痴呆，言语错乱，行为怪僻，神昏糊涂，心烦不寝，面红目赤，性情急躁，狂躁不安，舌红苔黄腻，脉数或弦滑。治宜：清泻心火，涤痰开窍。方药：芩连温胆汤加味。

药物组成：黄连 5g, 黄芩 10g, 竹茹 10g, 枳实 10g, 茯苓 15g, 法半夏 10g, 瓜蒌 15g, 陈皮 10g, 菖蒲 10g, 生铁落 36g, 甘草 5g。

(2) 肝经火旺 (多见于青春型)

主证：性急易怒，两目怒视，狂躁不安，叫骂不休，毁物伤人，失眠头痛，面红目赤，舌质红，苔黄糙，脉弦数。治宜：清肝泻火，开窍安神。方药：龙胆泻肝汤加减。

药物组成：龙胆草 10g, 栀子 10g, 黄芩 10g, 柴胡 10g, 木通 10g, 泽泻 10g, 车前草 10g, 生地 15g, 当归 10g, 菖蒲 10g, 生铁落 30g, 甘草 5g。

(3) 阳明火郁 (多见于精神躁狂状态)

主证：兴奋多语，有时躁动不安，登高而歌，弃衣而走，昼夜不眠，面赤而热，大便秘结，舌质红，苔黄而干，脉数而有力。治宜：荡涤阳明，泻下燥火。方药大承气汤加味。

药物组成：生大黄 15g, 厚朴 15g, 枳实 15g, 玄明粉 12g, 菖蒲 10g, 生铁落 30g, 甘草 5g。

2. 慢性期

(1) 肝气郁滞 (多见于抑郁型)

主证：精神抑郁，静坐呆视，情感淡漠或烦躁易怒，悲哭嘻笑，语言错乱,胸闷太息,嗳气频作,胸胁胀痛,月经不调,舌苔白滑或腻,脉弦。治宜:疏肝理气。方药:逍遥七气汤加减。

药物组成:柴胡10g,白芍10g,当归10g,菖蒲10g,茯苓12g,白术10g,法夏10g,紫苏10g,厚朴10g,珍珠母25g,薄荷5g,甘草5g。

(2)痰气郁结(多见于慢性幻觉,妄想状态或单纯型)

主证:精神抑郁,神志痴呆,表情淡漠,语无伦次,喃喃独语,喜怒无常,不思饮食,苔白腻,脉弦滑。治宜:顺气导痰。方药:顺气导痰汤加味。

药物组成:香附12g,木香10g,枳实10g,胆南星10g,陈皮10g,茯苓12g,法夏10g,菖蒲10g,龙齿20g,甘草5g。

(3)血瘀痰阻(多见于慢性期各型)

主证:行为孤僻,生活懒散,思维散慢或沉默寡言,妄见妄闻,表情呆滞,情感淡漠或情绪不稳,哭笑无常,月经不调或经闭,舌质紫暗苔腻,或有瘀斑,脉涩。治宜:活血化痰。方药:癫狂梦醒汤加减。

药物组成:桃仁15g,柴胡10g,赤芍12g,丹参20g,当归12g,香附12g,胆南星10g,法夏10g,菖蒲10g,大黄10g,甘草5g。对女性患者可在桃红四物汤的基础上随证加减(桃仁、红花、当归、熟地、赤芍、川芎)。

3.康复调养期

(1)心脾两虚(多见于慢性精神分裂症康复后期或妄想状态)

主证:心悸健忘,失眠多梦,奇谈妄言或沉默寡语,心烦易惊,悲伤易哭,面色萎黄,体倦无力,神烦纳差,舌质淡嫩或舌胖苔白腻,脉细弱。治宜:健脾益气,养心安神。方药:归脾汤加减。

药物组成:党参15g,黄芪20g,白术12g,茯神10g,枣仁10g,桂圆肉15g,木香10g,当归10g,远志5g,炙甘草5g,菖蒲10g,龙齿15g。

(2) 阴虚火旺

主证：心悸健忘，失眠多梦，头晕眼干，五心烦热，咽干，耳鸣，多言善惊，时而烦躁，形瘦面红，舌质红少津，脉细数。治宜：滋阴降火，镇心安神。方药：滋水清肝饮加减。

药物组成： 生地黄15g，山茱萸10g，茯神10g，归身12g，山药12g，丹皮10g，泽泻10g，白芍10g，柴胡10g，山栀10g，菖蒲5g，龙齿15g，炙甘草5g。

(3) 脾肾阳虚（多见于慢性衰退状态）

主证：形寒肢冷，面色㿠白，神呆嗜卧，萎靡不语，孤僻离群，食少纳呆，舌淡苔白滑，脉沉细。治宜：温补脾肾。方药：八味肾气丸、龟鹿二仙汤加减。

药物组成： 熟地15g，山药15g，山茱萸10g，附子6g，肉桂6g，党参10g，黄芪12g，龟版15g，陈皮10g，甘草5g。

【验案赏析】

案1：男患，24岁，农民，1982年3月，其母陪同前来求医，诉患者因婚姻问题导致精神失常2个月。初为喜笑善怒，逐渐言行离奇，不识亲人，狂躁不安，致物伤人，有时半夜出走，彻夜不眠，目赤直视，大便秘结，小便短赤，舌质红苔黄糙，脉弦数。证属肝经火旺。方药：龙胆草12g，栀子10g，黄芩10g，柴胡10g，木通10g，车前草10g，当归10g，菖蒲10g，生铁落30g，甘草5g，生地15g。服用5剂，夜不出走，余证未减，又服10剂，症状好转，上药加减服用2个月，病愈。随访3年没有复发。

案2：女患，23岁。1982年5月就诊，证见哭笑无常，手舞足蹈，有时弃衣外出，昼夜不眠，面红耳赤，大便秘结，舌红脉数。证属阳明火郁。方药：生大黄15g，厚朴15g，枳实12g，玄明粉12g，菖蒲10g，生铁落30g，服药5剂，症状减轻。上药加减服用月余，精神症状基本消失。至今未曾复发。

案3:女患,40岁。患精神分裂症4年,曾3次住院。证见情感淡漠,呆滞少动,孤独,缺乏思维,生活懒散,形寒肢冷,面色㿠白,大便稀薄、舌质淡,脉细弱。证见脾肾阳虚。方药:熟地12g,山药15g,山茱萸10g,附子10g,肉桂6g,党参10g,黄芪15g,陈皮10g,菖蒲10g,珍珠母20g,炙甘草5g。连服2个月,症状明显好转,以后改服丸药(自做如桐子大)每日3次,每次1~2丸,服药半年,精神症状控制,生活自理,并能参加家务劳动。

中医辨证……治疗躁狂抑郁性精神病

陈 杰医师(江苏省启东市精神病防治院,邮编:226200)将躁狂抑郁性精神病分为躁狂型、抑郁型、循环型三型,进行辨证治疗,疗效满意。

【绝技妙法】

1.躁狂型

(1)痰火上扰(多见于激惹性躁狂)

主证:性情急躁,狂乱不已,叫骂不休,伤人毁物,不避亲疏,头痛失眠,面红耳赤,两目怒视,舌红苔黄腻,脉滑数。治宜:镇心涤痰,泻肝清火,方选生铁落饮加减。

药物:生铁落30g,龙胆草6g,生龙骨20g,生牡蛎20g,栀子10g,石菖蒲10g,浙贝母10g,胆南星10g,玄参10g,丹参10g,远志10g,麦冬10g,甘草6g。

(2)阳明火郁(多见于急性典型躁狂)

主证:狂言,好歌乐,自视甚高,力大逾常,妄行不休,甚则登高而歌,弃衣而走,昼夜不眠,口渴喜冷饮,大便秘结,舌红苔黄糙,脉数有力。治宜：荡涤阳明，清泻燥火，方选大承气汤加味。

药物：生大黄 15g，厚朴 10g，枳实 10g，玄明粉 12g，石菖蒲 10g，生铁落 20g，生龙骨 20g，生牡蛎 20g，甘草 6g。

(3) 阴虚火旺（多见于轻性躁狂）

主证：狂证日久，其势渐减。证见烦躁多言，易惊，形体消瘦，声音嘶哑，口咽干燥，五心烦热，舌红少苔，脉细数。治宜：滋阴降火，镇心宁神。方选二阴煎加减。

药物：生地 15g，玄参 10g，麦冬 10g，丹参 10g，朱茯神 10g，炒枣仁 10g，柏子仁 10g，淡竹叶 10g，珍珠母 20g，夜交藤 15g，甘草 6g。

2. 抑郁型

(1) 气郁痰阻（多见于精神病性抑郁）

主证：表情忧郁，恐惧紧张，妄言妄闻，行为颠倒，咽中似有物阻，咯之不爽，纳呆，舌淡红，苔白腻，脉弦或滑。治宜：解郁化痰开窍，方选十味温胆汤加减。

药物：醋柴胡 15g，郁金 10g，橘红 10g，石菖蒲 10g，法半夏 10g，茯苓 10g，胆南星 10g，枳壳 6g，瓜蒌 10g，合欢皮 10g，远志 10g，甘草 6g。

(2) 阴血不足（多见于单纯性抑郁）

主证：精神萎靡不振，表情忧郁，双目干涩无光，疲乏少动，多卧懒言，舌质淡，苔白或少苔，脉沉细。治宜：养血柔肝，益心安神。补心汤加减。

药物：太子参 20g，丹参 15g，玄参 10g，当归 10g，杭白芍 10g，生地 10g，远志 10g，麦冬 10g，合欢皮 10g，菖蒲 6g，朱茯神 10g，炒枣仁 10g，柏子仁 10g，首乌 10g。

3. 循环型

目前出现躁狂或抑郁状态时，按躁狂型或抑郁型辨证施治。至于混合状态，中医认为其病机应为虚实夹杂，阴虚阳亢。临床辨证时应注意是虚证为主还是实证为主。总的治疗原则为育阴潜阳,清心化痰,解郁宁神。

【验案赏析】

案1:黄某,男,28岁,农民,1992年4月4日初诊。患者精神失常已5年,多次住本院精神科,诊断为躁狂抑郁性精神病躁狂型。1周前因婚姻问题又出现精神失常。刻诊:载歌载舞,高谈阔论,红光满面,口渴喜冷饮,大便秘结,小便短赤,舌红苔黄糙,脉弦数有力。证属阳明火郁。治宜:清热泻火,荡涤阳明。方药:生大黄15g,厚朴10g,枳实10g,玄明粉12g,生铁落20g,生龙牡20g,生甘草6g。上药加减共服13剂,精神运动性兴奋消失,诸症悉除。

案2:沈某,女,34岁,农民,1991年10月12日初诊。3年前,患者因夫妻失和而致心情不佳,渐起失眠,沉默寡言,生活懒散,厌恶劳动,整日卧床不起,菜饭不思,常独自哭泣,自称"活不下去了",企图自杀。经本院精神科检查,诊断为躁狂抑郁性精神病抑郁型。经电休克、丙米嗪等治疗,痊愈出院。近1个月来前症又犯,因怕电休克治疗而求诊于中医。刻诊:表情呆滞,两目干涩无光,舌淡少苔,脉沉细。证属阴血不足,心神失养。治宜滋阴养血安神。

方药:太子参20g,玄参15g,丹参15g,当归10g,杭白芍10g,生地10g,远志10g,麦冬10g,合欢皮10g,菖蒲6g,朱茯神10g,炒枣仁10g,柏子仁10g,阿胶10g。上药出入共进15剂,基本恢复正常,嘱服天王补心丹以善其后。随访2年,未见复发。

针刺……治疗精神分裂症

史正修(沈阳军区总医院针灸科,邮编:110000)、谭梅尊医师在门诊采用以针刺为主治疗各类精神病患者,其中尤其是分裂症，收到较好的效果。

【绝技妙法】

按中医辨证将精神分裂症分为躁狂、抑郁和妄想 3 组进行针刺治疗。

(1) 躁狂组

常见于精神分裂症的兴奋状态，中医谓"狂证"。根据"重阳者狂"的理论，取督脉穴为主，多以大椎、强间、人中、鸠尾为主，配以后溪透劳宫或间使透支沟。亦或用合谷透劳宫，太冲透涌泉等。神庭、曲池、足三里也常配用。针刺主要用泻法。

(2) 抑郁组

常见于精神分裂症的抑郁、木僵状态，中医谓"癫证"。根据"重阴者癫"的理论取任脉穴为主。如痰迷心窍多用巨阙、膻中、神庭、大陵、丰隆、劳宫、涌泉。肝气郁结常用中脘、百会、间使透支沟、太冲透涌泉或合谷透劳宫等穴，主要用补法。

(3) 妄想组

多见恐惧焦虑等症状，常用中脘、膻中、神庭、神门、三阴交或内关、公孙等穴。针刺主要用补法。

对上列 3 组证候进行治疗。开始每日针刺 1 次，20 次为 1 个疗程。休息 1 周继续第 2 个疗程，病情好转可隔日针 1 次。

注意事项：

对开始接受针刺有困难的患者，给予小量安定药物，如氯丙嗪，每天不超过 200mg，多集中于晚睡前或中午、晚上各服用 1 次。

经过针刺治疗的患者复发率较低的原因考虑与以下因素有关：依据现代医学的研究精神分裂症患者体内有各种神经介质等生化代谢方面的异常，脑电波也有改变，而针刺治疗能影响中枢神经介质的传递，调整 5-羟色胺、去甲肾上腺素、环磷酸腺苷、乙酰胆碱代谢过程。对脑电波也有作用。

中医……治疗精神分裂症偏执型

丁德正医师（河南省社旗县丁桥中医精神病医院，邮编：473300）采用中医治疗精神分裂症偏执型，疗效较为满意。

【绝技妙法】

中医辨证论治：

(1) 痰气郁结型

证见神情呆滞，抑郁沉闷，胸胁胀满，叹息频频；体略胖，面滑多垢，舌苔白腻，脉沉滑或弦滑。多由痰气郁结，神机失畅而致。治以疏郁化痰，达神定志。

方用疏郁化痰达神汤（先父丁浮艇拟方）：柴胡24g，香附、郁金各21g，黄芩、胆星各9g，海石、礞石各30g，白芍、枳实、半夏、远志、菖蒲、甘松、薄荷、狼眼各15g，甘草10g，另琥珀6g（研末分3次冲服）；针刺肺俞、肝俞、胃俞、心俞、内关、丰隆、太冲、百会，施泻法，留针3时许，每30min捻针1次。

(2) 痰火上扰型

证见面红而滑，神情呆板，烦躁少寐，焦虑不安；口苦口渴，舌尖红，苔黄腻，脉滑数，小便黄赤而短。多由痰火上扰，心神混乱而致。治以清泄痰火。

方用清心化痰汤（先父丁浮艇拟方）：黄连12g，天竺黄、栀子、黄芩、郁金各15g，大黄（后下）30g，胆星9g，海石、礞石、寒水石各30g，石膏60g，远志、菖蒲、竹茹、甘草各9g，另朱砂（研末分3次冲服）6g，针刺：心俞、胃俞、内关、神门、通里、丰隆、风府。耳穴；脑点、胃、神门，泻法，留针 3h 许，每 30min 捻针 1 次。

(3) 气虚痰结型

证见体瘦面㿠，神疲懒惰，目光呆滞，妄见虚幻。唇舌色淡，舌体胖嫩，苔白腻，脉沉细或弱。多由正气亏虚，痰浊内结，神机失守，灵机混乱而致。治以益气扶正，涤痰镇神。

方用益气涤痰镇和汤（先父丁浮艇拟方）：党参、黄芪、灵甘草、枣仁各 30g，白术、茯苓、郁金、远志、菖蒲、枳实各 15g，胆星 9g，海石、礞石、龙齿、磁石各 30g，另朱砂、琥珀（和研分 3 次冲服）各 3g；针刺：肺俞、脾俞、心俞，补法，针后加灸；百会、神门、内关、丰隆，泻法，留针 3 时许，每 1h 许捻针 1 次。

(4) 肝气虚型

证见面色少华，唇淡，虚烦少寐，疑惧惊惶；体瘦，爪甲枯白而脆或扁平凹陷，脉细弱，舌质淡红少苔。多由肝气虚而肝血失充，魂失所养而浮越所致。治以益肝养血，安魂定志。

方用益肝养血安魂汤（先祖父丁桂遴拟方）：熟地、当归、枣仁各 30g，阿胶（烊化）、云苓、柏子仁、远志各 15g，龙骨、牡蛎、磁石各 30g，甘草、甘松各 9g，另朱砂、琥珀各 3g；针刺：肝俞、脾俞、心俞，补法；行间、神门，耳穴：肝、脑点、神门，用平补平泻法，留针 2h 许，每 20min 捻针 1 次。

(5) 瘀血型

证见皮肤粗糙，肤色黯，善忘易惊，惶惧不安，脉涩，女子则经闭。多由瘀血内阻，滞碍神机所致。治以活血化瘀。

方用祛瘀达神汤（先祖父丁桂遴拟方）：当归、赤芍、川芎、桃仁、红花、枣仁各 15g，大黄（后下）20g，丹参、郁金、龙齿各 30g，甘草 9g，另琥珀 6g；针刺：心俞、膈俞、内关、神门、通里、百会。耳穴：心、神门、皮质下，泻法，留针3h许，每30min捻针1次。

(6) 痰瘀内结型

证见肤多灰垢，肤色滞黯，行为刻板，言语荒诞；舌苔厚腻，舌质紫黯，脉沉涩。多由痰瘀内阻，滞碍神机而致。治以涤痰化瘀。

方用涤痰化瘀达神汤（先父丁浮艇拟方）：胆星10g，枳实、桃仁、红花、远志、菖蒲、水蛭、蛰虫、枣仁各15g，大黄（后下）、海石、礞石、丹参、郁金各30g，甘草9g，另琥珀6g；针刺：心俞、肠俞、脾俞、丰隆、百会、人中、神门、内关、间使、风府，泻法，留针3h许，每30min捻针1次。

(7) 血虚风稽型

证见体瘦色青，皮肤瘙痒，头皮拘紧，项背强痛；郁闷烦乱，神情紧张；脉浮无力，舌质淡红，少苔。多由血虚风邪乘袭，入于手少阴之经，迫扰心神而致。治以养血祛风，安神定志。

方用养血祛风安神汤（先祖父丁桂遴拟方）：当归、熟地、党参、枣仁、五味子各30g，柏子仁、茯神各15g，远志、秦艽、羌活、防风、薄荷、白芷、甘草各9g，龙骨30g，另朱砂6g；针刺：心俞、脾俞，用补法，百会、风府、风池、肺俞、曲池、合谷、神门、通里，泻法，留针3h许，每30min捻针1次。

(8) 湿毒内扰型

证见目青面黑，肌肤晦滞而多垢，疏懒笨拙，语声重浊含糊，且言谈荒谬；躁急胸闷，烦乱不安，时或干呕；大便溏泻，溲短，脉沉细或细弱，舌质淡，苔灰白而滑，或黑浊腻而润，皮肤多疮疖，其痂干枯而发黑，局部漫肿而青紫，或多阴性疮疡，溃烂流水，难以愈合。多由阳虚失煦，或脾虚失运，湿邪内聚，酿而为毒，毒邪迫扰心神所致。治以温阳健脾，利湿解毒。

方用温阳利湿解毒汤（先祖父丁桂遴拟方）：黄芪、灵甘草、党参、白术、桂枝、枣仁各 30g, 苦参 24g, 云苓、泽泻、远志、菖蒲各 10g, 木通 10g, 另朱砂 5g; 针刺：脾俞、肺俞、气海、中脘，补法，针后加灸；心俞、胃俞、内关、神门、百会、通里、足三里，泻法，留针 3h 许，每 1h 许捻针 1 次。

上述方药每天 1 剂，针灸每天 1 次，直至获愈。获愈后，转入缓慢巩固。巩固方药是在原服方药之基础上，递减祛邪品，加益血养阴、补气助阳及镇心安神品。巩固开始之第 1 个月每天 1 剂，第 2 ~ 4 个月间日 1 剂，第 5 ~ 7 个月 3 日 1 剂，第 8 ~ 12 个月 4 日 1 剂，1 年以后每月 5 剂，初发病而病较轻者，约须 1 年巩固，病程长而病较重者约须 2 ~ 3 年。

清脑逐痰散……治疗精神分裂症

刘风森医师 (太原康愈中西医综合门诊部，邮编 :030006) 继承祖传中医，又经过多年临床研究，吸收古今医家治疗癫狂的经验，研制出 "清脑逐痰散"，取得满意的疗效。

【绝技妙法】

精神分裂症是精神系统的常见病，属于中医 "癫狂" 范畴。癫狂症在祖国医学中早有记载，如《素问·至真要大论篇》中称："诸躁狂越，皆属于火。" 刘风森医师经多年临床研究，又参照古今医家的经验，认为虽然癫狂患者临床症状非常复杂；虚实、寒热等交替出现，应抓住主要矛盾方能使病情往好的方面转化，切不可根据患者在一个时期的表现频繁更改处方。因此，刘风森医师以化痰除湿、祛瘀散结、通腑泻热、补虚安神为组方依据，研制出 "清脑逐痰散" 治疗精神分裂症，疗效满意。

【常用方药】

"清脑逐痰散"方药组成：柴胡、川军、枳实、丹皮、桃仁、赤芍、半夏、当归、竹茹、生姜、栀子、郁金、黄芪、茯苓、柏子仁、酸枣仁、珍珠、珍珠母以上共18味药，研成细末，做成散剂。

服用方法：

视病情严重程度及患者年龄，每次口服20～30g，每日3次，用药20d为1个疗程，服药期间忌食生冷及辛辣食品，避免精神的不良刺激，建立良好的医患关系。

清脑逐痰散中的柴胡、川军、栀子为清热凉血、舒肝除烦之品，现代研究证实，柴胡对神经中枢有明显抑制作用，川军有修复肝细胞功能，能促进人体内分泌，并有泻热降火功效。枳实、半夏、竹茹、生姜、茯苓、陈皮有祛痰利湿作用，据日本研究证实：半夏与生姜合用，不仅能化痰除湿，并有镇静作用，竹茹、陈皮、茯苓为"温胆汤"要药，中医传统用来理气化痰。桃仁、赤芍、郁金、当归、丹皮为活血化瘀类中药，可改善血液微循环，增强对脑细胞的修复作用。柏子仁、酸枣仁、珍珠及珍珠母有可靠的镇静安神功能。黄芪为生津补益要药，对因癫至虚者有一定补益作用。全方配伍，标本兼治，不仅符合中医基本理论，而且与现代研究成果颇为一致。

七、焦虑症与强迫症

中医辨证配合心理疗法……治疗焦虑症

冯　辉医师，主要从事心身疾病的中医药治疗工作（天津中医学院第一附属医院，邮编:300193)。应用中医辨证配合心理疗法治疗焦虑症，取得了满意疗效。

【绝技妙法】

中医文献中并无焦虑症病名的记载，但其有关情志疾病的病因病机及治疗方法等十分丰富。焦虑症多属中医郁症、惊悸、怔忡、脏躁等范畴。其发生与精神因素有关，多为情志所伤，肝失疏泄条达，气机失调；或思虑过度，伤心耗神所致，多与心肝脾三脏有关。病初为气分郁结或化火挟痰，心失所养而成，多属实证；病久则由气及血，引起心肝俱亏，阴虚火旺，火郁伤神，心失所养，多属虚证。采用中医辨证分型施治，可针对病机，消除症状。

【常用方药】

治疗方法：

1. 中医辨证分型

(1) 肝郁气滞型

精神忧郁，心神不宁，善太息，两胁胀痛，痛无定处，腹胀纳差，或咽中不适，如物梗阻，舌淡红，苔薄白，脉弦。治宜：疏肝解郁，理气宁神。方用：柴胡疏肝散加减。若气郁化火，则舌红，苔黄，脉弦数者，方用：加味逍遥散加减。

(2) 痰热上扰型

心烦易怒，心悸，惊惕不安，痰多呕恶，少寐多梦，胸胁痞满，口苦口黏，头晕头胀，舌红，苔黄腻，脉滑数。治宜：化痰清热，和中安神。方用：温胆汤合栀子豉汤加减。

(3) 心胆气虚型

心悸心烦，善惊易恐，坐卧不安，失眠多梦，舌淡红，苔薄白，脉细。治宜：养心安神，镇惊定志。方用：平补镇心丹加减。

(4) 阴虚火旺型

心悸不安，心烦不寐，头晕耳鸣，健忘，腰膝酸软，五心烦热，口干少津，舌嫩红，苔薄黄，脉细数。治宜：滋阴清热，养心安神。方用：天王补心丹合黄连阿胶汤加减。

2. 用药方法

患者经中医辨证分型采用不同方剂，1 剂 /d，2 周为 1 个疗程，共治疗 3 个疗程。对个别重度焦虑患者，就诊前已服用抗焦虑药者仍按原剂量服用，不再加药。严重失眠者每晚加服佳静安定 0.4 ~ 0.8mg，不再用其他精神药物。

3. 心理治疗

焦虑症的心理治疗主要是进行一般性解释和说理，即支持性心理疗法。首先仔细倾听患者叙述病史，建立良好的医患关系，取得患者的尊重与信任，引导患者认识疾病的性质为功能性而非器质性，与一般所说的精神病是不同的，是可以治疗的。此外适当做些必要的物理和生化检查以证明并非器质性疾病所致，或即使存在某些阳性结果，与躯体不适不相符合，是由于心理原因所致，以减轻患者的精神负担和恐惧心理。尽量鼓励患者正确地安排工作学习。患者不宜全休在家，适当做些力所能及的工作或家务，以改善焦虑不安。

更多鼓励患者增强治疗信心，动员家属和周围有关方面对患者给予理解和支持，共同配合治疗。

中医辨证分型……治疗焦虑症

张学斌、李志孝医师 (陕西省礼泉县精神病医院，邮编:713200) 应用中医辨证分型治疗，配合小剂量的抗焦虑剂，既达到治病之目的，又避免了药物依赖之忧，有益无害。

【绝技妙法】

本病的精神症状大多相似，难以区别，但伴随躯体症状各有特点，因而临床中应细审病情，详查躯体，重视舌脉，方可对症投药而取桴鼓之效。再则应重视心理治疗的作用，使患者了解本病的成因、表现、治疗及预后，树立信心，增强战胜疾病的信心。三则在治疗中抗焦虑剂的应用不宜过长，若必须应用可几种药交替使用，以免形成药物依赖。

【常用方药】

(1) 心神不宁

表现为善恐易惊，坐卧不安，舌苔薄白，脉虚数。治则:养心安神，镇惊定志。方选:平补镇心丹加减。

药用:熟地 10g，麦冬 10g，天冬 10g，党参 10g，茯苓 10g，远志 15g，酸枣仁 15g，龙齿 15g，五味子 15g，甘草 3g。

(2) 肾精不足

表现为恐惧紧张、惶惶不安、伴腰膝酸软、精神萎靡、虚烦盗汗、潮热遗精、脉弱。治则:补肾益精定志。方选:六味地黄丸加减。

药用:熟地 10g，山药 15g，山萸 10g，茯苓 10g，丹皮 10g，

远志 15g，枸杞 10g，鹿角胶 10g，肉桂 10g，巴戟天 12g，甘草 3g。

(3) 气血不足

表现为善恐不安，惶惶不宁，伴气短，自汗无力、面色苍白无华、脉弱。治则：补益气血、安神。方药：远志丸加减。

药用：远志 15g，石菖蒲 10g，茯神 10g，茯苓 10g，龙齿 15g，人参 10g，当归 10g，熟地 10g，白术 10g，川芎 10g，朱砂（冲服）1g。

(4) 肝胆不足

表现为紧张恐惧、坐卧不安、伴两肋不适、平素胆小怕事、遇事多优柔寡断。治则；补益肝胆。方选：补胆防风汤加减。

药用：人参 10g，茯神 12g，川芎 10g，防风 10g，细辛 6g，独活 10g，前胡 10g，大枣 6 枚，生姜 3 片，甘草 3g。

(5) 心胆气虚

表现为紧张不安、坐卧不宁、伴气短、面色苍白、脉弱、素日遇事胆怯。治则：益气、温胆、化痰。方选：四君子汤合温胆汤加减。

药用：党参 10g，茯苓 10g，白术 10g，陈皮 12g，半夏 9g，枳实 9g，竹茹 10g，生姜 3 片，大枣 6 枚。

(6) 肝郁血虚

表现为善恐、紧张、伴胸胁胀满、虚烦易怒、苔薄、舌色暗或淡、脉细弱。治则：养血舒肝、理气、宁神。方选：丹栀逍遥散加减。

药用：丹皮 10g，山栀 12g，柴胡 10g，白芍 10g，当归 9g，茯苓 10g，生地 10g，木通 10g，泽泻 10g，甘草 6g。

(7) 痰火扰心

表现为惊恐不安、伴性急多言、甚则躁狂、头昏、头痛、口苦、舌红、苔黄厚腻、脉弦滑数。治则：清心豁痰。方选：黄连温胆汤加减。

药用：黄连 10g，竹茹 10g，枳实 9g，半夏 9g，橘红 10g，茯苓 10g, 生姜 3 片, 甘草 6g。

(8) 心火旺盛

表现为善惊意乱, 伴口舌生疮、口渴欲冷饮, 舌苔薄黄。治则: 清心泻火。方选: 导赤散加减。

药用: 生地 10g, 木通 10g, 甘草梢 10g, 黄连 10g, 黄芩 10g, 竹叶 10g, 远志 15g, 酸枣仁 15g。

奔豚汤……治疗焦虑性神经官能症

杨 晓、刘 平医师 (河南省南阳市中医院, 邮编 :473060) 应用经方奔豚汤治疗焦虑性神经症, 取得一定疗效。

【绝技妙法】

焦虑症是一种以焦虑为主要症状的神经症, 本病中医属惊悸, 脏躁、胸痹、奔豚气等病症范畴。本病的病因病机主要是由于七情及禀赋因素等原因损伤心肝肾三脏, 造成情志活动失调。若惊恐忧思气郁日久, 可耗血伤阴, 化火生痰, 导致肝血失养; 若七情伤肾, 或下焦寒盛, 则致肾气上逆, 恐发于肾; 若阴血不足, 心神失养或痰瘀化热扰于心神, 均可导致心神不宁, 甚则惊恐发作。奔豚汤是出自张仲景《金匮要略》之方, 为治疗奔豚气而设。

【常用方药】

奔豚汤药物组成: 葛根、川芎各 20g, 黄芩、当归、白芍、桑白皮各 15g, 半夏、甘草各 10g, 生姜 3 片。

随证加减:

若心悸而脉弦者, 加党参 15g, 五味子 15g; 若阵发性胸闷, 烦热上冲, 喘而难于平卧者, 加党参、麦冬、五味子、紫菀各 15g; 若睡眠差加夜交藤、珍珠母、生龙牡、磁石各 30g。

煎服方法：

1 剂 /d, 水煎服, 20d 为 1 个疗程, 一般 1～3 个疗程, 观察疗效。

奔豚汤中桑白皮止心烦, 降奔豚气; 葛根、黄芩清热平肝; 芍药、甘草缓急; 半夏、生姜和胃降逆; 川芎、当归调养肝血。全方共奏化痰泻火, 舒肝解郁之效, 故应用经方奔豚汤治疗焦虑性神经官能症, 收效显著。

【验案赏析】

某女, 30 岁, 干部。发作性心胸烦热, 逆气上冲, 发作恐惧欲死而倒地 2 年, 心情不好时容易发病, 曾多次送往医院急诊科。心电图检查正常, 近来, 发作频繁, 1d 1～2 次, 发作恐惧时先感胃部烦热, 进而肠中烦热, 咽喉憋闷难于呼吸, 甚则发作恐惧欲死而倒地, 几秒钟后突然全身汗出而清醒, 醒后上症消失, 发作时感觉有热气从胃脘部上冲, 经胸、咽直冲至头部, 舌苔白, 脉弦滑, 诊断为奔豚气, 西医诊断为焦虑性神经官能症。治宜: 化痰泻火, 舒肝解郁, 方用奔豚汤加减, 处方: 葛根、川芎各 20g, 当归、黄芩、白芍、桑白皮各 15g, 半夏、甘草、郁金、石菖蒲各 10g, 生姜 3 片, 夜交藤、磁石各 30g。投上方 10 剂, 并配合心理治疗, 病情稳定, 继服 10 剂, 巩固疗效, 并嘱患者减少精神刺激, 随访半年未见复发。

疏肝解郁汤……治疗广泛性焦虑症

张 莉医师 (陕西省西安第一社会福利院, 邮编 :710114) 在门诊期间应用疏肝解郁汤治疗广泛性焦虑症, 疗效满意。

【绝技妙法】

焦虑是一种情志障碍，与肝胆的生理功能密切相关，多因邪入少阳，肝失疏泄，气机瘀滞，郁而化热，热邪扰乱心神而出现焦虑症状。本方具有疏肝解郁、和解少阳、清热镇惊之功效，是治疗少阳郁热所致的良方。

【常用方药】

疏肝解郁汤药物组成：生龙骨 30g，生牡蛎 30g，黄芩 12 克，柴胡 12g，半夏 10g，桂枝 10g，珍珠母 30g，炙大黄 10g，淮小麦 40g，酸枣仁 20g，大枣 5 枚，生甘草 10g。

随证加减：

气虚者加党参；痰热者加胆南星、竹茹；肝火胜者加龙胆草、栀子；阴虚火旺者加知母、黄柏；肺胃阴虚者加沙参、麦冬。

煎服方法：

水煎服，每日 1 剂，分 2 次服。30 剂为 1 个疗程，总疗程为 3 个月。有些病情不稳定，仍用本方加减隔日服 1 剂，共 15 剂。对安定类依赖及失眠较严重的病例，仍给予原安定类药物减半治疗。

疏肝解郁汤中柴胡为少阳经专药，轻清升散，疏邪透表为舒畅气机郁滞之主药，黄芩苦寒善清肝胆之热邪，配柴胡一清一散，共解少阳之邪热，半夏和胃降逆，散结消痞，龙骨、牡蛎、珍珠母镇惊安神，大黄通腹泄热、浊利气机，桂枝通行阳气，合柴胡以发散邪气，甘草、大枣甘缓养心。共奏疏肝解郁、和解少阳、清热镇惊之效。在整个治疗中未发现有明显副作用。本组患者经治疗基本稳定，并于停药半年后随访，复发率为 12%，复发患者均由生活事件所致。说明神经症患者的心理素质和人格缺陷与生活事件有密切关系，自我心理调节，培养良好的心理状态对防止复发起重要作用。

平虑汤……治疗广泛性焦虑

尉志军医师(山西临汾市人民医院,邮编:041000)。在心理门诊应用平虑汤治疗广泛性焦虑,取得较好疗效。

【绝技妙法】

广泛性焦虑症中医本无此名,根据其症状及病因病机归属到"心悸"、"不寐"中进行辨证,多因素体正虚,受七情所伤,使脏腑失调,气血失和所致。

【常用方药】

平虑汤药物组成:酸枣仁 20g,生龙骨(先煎)30g,生牡蛎(先煎)30g,川芎 15g,茯苓 12g,茯神 12g,当归 10g,甘草 6g。

随证加减:

兼痰热者,加胆南星、竹茹或天竺黄;肝火炽盛加丹皮、栀子;阴虚火旺者加黄柏;肝胃阴虚加沙参、麦冬;久病气虚者加党参。每日 1 剂,早、晚 2 次分服。15 剂为 1 个疗程,总疗程为 30d。本组服用 30d 的 31 例,5 例在 1 个疗程后隔日服药。

平虑汤以酸枣仁汤为基础方,《金匮要略·血痹虚劳病脉症并治第六》中曰:"虚劳虚烦不得眠,酸枣仁汤主之"。方中酸枣仁甘酸平,宁心安神为主药;川芎辛香走散疏肝解郁,行气和血,助枣仁养心。茯苓化痰宁心、与茯神相伍,治疗心气不足浮越于外,而不能交于肾者。

共助枣仁补气益胆安神。知母苦寒而不燥,有滋阴降火清胆宁神之功。当归补血和血;生龙骨镇惊安神;生牡蛎益阴潜阳,清热除烦。甘草调和诸药，共奏药力使心胆气和心神安宁，为治疗广泛性焦虑症的良方。

现代药理研究表明：酸枣仁药理成分有皂甙、黄酮炭甙(spinosin)具有镇静安神、催眠、抗焦虑的作用，能减低大脑皮层过度兴奋；知母内含知母皂甙元、烟酸、黏液质，能降低神经系统兴奋性而起镇静作用；川芎含生物碱，有机酸，挥发油，能麻痹中枢，抑制大脑活动；茯苓、茯神含茯苓聚糖，卵磷脂，胆碱，麦角甾酸，钾盐等，可明显减少实验动物的自发活动。

本方近期疗效较好，远期疗效待进一步观察。治疗如注意药物与心理治疗并重，对病情好转能起协同作用。

百合安神汤······治疗焦虑症

张 健、高成阁、孙喜才医师（西安医科大学第一附属医院，邮编：710061）以养阴清热、宁心平肝为主，自拟百合安神汤治疗焦虑症，疗效满意。

【绝技妙法】

焦虑症属中医心病范畴，其临床表现与"百合病"、"郁证"、"心悸征忡"等相类似，我们宗仲景治百合病之法，自拟百合安神汤治疗。

【常用方药】

百合安神汤：百合、牡蛎、代赭石、夜交藤各30g，生地、酸枣仁各15g，知母、白芍各12g。

随证加减：

心胆阴虚加玄参、远志各12g；伴肝郁加柴胡、郁金各12g，合欢花15g；伴胃热加栀子、丹皮各9g；伴肾阴虚加黄柏9g，熟地15g；

1 剂/d,水煎早、晚服,10d 为 1 个疗程。舒乐安定 1~2mg/次,晚服。或硝基安定 5~10mg/次,晚服。一般治疗 3 个疗程。

百合安神汤中百合、生地养阴清热,壮水以制火,知母、白芍等清胆平肝,酸枣仁、夜交藤宁心养肝,牡蛎、代赭石镇惊安神,诸药配伍以静摄肝胆、镇定心神,共奏安神定志之效。

【验案赏析】

崔某,女,36 岁,工人。失眠、坐卧不安 2 年,加重 4 月。1990 年 5 月 3 日初诊。

1987 年 11 月人流后施行绝育术(扎管),后觉下腹不适,渐失眠多梦,心烦,间断服安定片可缓解。4 月前因月经量稍多,失眠加重,易惊不安,口苦,尿频,胸闷加重时心率 110~130 次/min,持续 1h~1d,继服多虑平 200mg/d,症状减轻,但嗜睡健忘,行动迟缓。查体:躯体及实验室检查无阳性结果,舌红、苔薄黄,脉细数。精神检查:神识清,仪表整,接触良好。焦虑貌,交谈中痛哭流涕,怀疑绝育术后产生后遗症,求治心切。诊断:广泛性焦虑,心胆阴虚型。处理:配合心理治疗;服百合安神汤加玄参、远志各 12g,栀子 9g,滑石 15g,10 剂;舒乐安定 2mg/d,晚服。安定、多虑平减量至停用。二诊时情绪较安定,尿路症状消失,余症尚存,上方加当归 12g,去滑石,10 剂。三诊时睡眠基本正常,诸症均减轻,但觉乏力、纳差,上方加白术 15g,人参 4g,去栀子、玄参,再服 7 剂。四诊时诸症悉平,予天王补心丹,9g/次,2 次/d,服 2 周善后。随访半年无复发。

五心宁心汤……治疗焦虑症

韩祖成、常 江、李宝华医师(陕西省中医医院,邮编:710003)应用五心宁心汤对焦虑症患者进行临床治疗研究,并以多虑平治疗焦虑症作为对照,疗效满意。

【常用方药】

五心宁心汤组:炒酸枣仁、夜交藤、珍珠母、生龙骨各20g,夏枯草、合欢花各15g,连翘心、竹叶心、生地、远志、百合、茯苓各12g,莲子心6g。以上诸药珍珠母、生龙骨先煎15min,在加入其余药煎煮20min,滤出,再加水煎煮20min,滤出。合并滤液服用。每日1剂,分2次服,8周为1个疗程。

五心宁心汤治以养阴清心,宁心安神,药用莲子心、连翘心、竹叶心、生地、夏枯草养心阴,清虚火;炒枣仁、夜交藤、远志宁心神;合欢花、百合、茯苓健脾养心安神;珍珠母、生龙骨重镇潜阳,宁心安神。全方共奏宁心安神,清心除烦之效。本研究结果表明,五心宁心汤属于中药制剂,与三环类抗抑郁药多虑平一样对治疗焦虑性神经症都具有良好的效果,而五心宁心汤副作用少,是一种安全有效的抗焦虑药。

栀子龙牡汤······治疗焦虑症

黄 敏医师(南京医科大学脑科医院,邮编:210029)用自拟"栀子龙牡汤"治疗焦虑症,收到较好疗效。

【绝技妙法】

焦虑性神经症属祖国医学的"情志病"范畴,历代医家多有论述。其病因病机大致有二:一为暴受惊恐。《内经》云:"惊则气乱"、"惊则心无所倚,虑无所定,神无所归";二是忧愁思虑过度。《内经》云:"思则气结"。气机不畅,郁久可化热生火,循经上扰心神,以致心神不安。

【常用方药】

栀子龙牡汤组成:栀子10g,龙骨30g,牡蛎30g,柴胡10g,枳壳10g,木通10g,生地15g,知母10g,白芍10g,甘草6g。每日1剂,水煎早、晚分服。10d为1个疗程,连续服3个疗程。

随证加减:

胸闷心悸、濒死感明显者,用龙骨60g,牡蛎60g;广泛性焦虑为主者,用山栀20g;口干明显者,加天花粉15g;便秘,加生大黄10g;夜眠差,加酸枣仁10g,茯神10g。

栀子龙牡汤中,栀子乃清热除烦之要药,龙骨、牡蛎收摄心气,为重镇安神之珍品。二者共为主药。柴胡、枳壳疏肝理气;白芍、甘草酸甘化阴,能柔肝以缓肝之急;生地、知母滋阴清热,协主药以除烦;木通清热,善走下焦,可使内热自小便而泄。诸药合用,可使气机畅,烦热除,心神安。

【验案赏析】

案1:钱某,男,74岁,某大学教授。住院日期:1993年7月22日(住院号:57792)。

主诉:烦躁,胸闷,心慌,紧张,睡眠欠佳3月余。3月前某日洗澡时突感头晕目眩,站立不稳,持续约数秒钟,当时未在意。数日后复发,且伴心悸、胸闷,有濒死感,持续10余分钟。此后,患者对健康状况十分担心,惟恐突遭不测,整天紧张,愁眉苦脸,坐立不安,常感胸闷,呼吸不畅,喜叹息,饮食无味,口干多饮,尿急尿频,溲解不多,大便干结,夜难成寐。曾在外院住院治疗1个月而诸症未减,1周来病情加剧,自觉浑身难受,度日如年,向妻儿交代后事,要求"安乐死"。来我院时,见面容憔悴,愁眉苦脸,坐立不安,手足无措。舌质红苔黄,脉弦细数。诊为焦虑症。治用基本方,山栀用至 20g,加生大黄(后下)10g,天花粉 15g,茯神 10g。进 10 剂后神情渐安,饮食渐增,二便调和,诸症渐退。30 剂后诸症悉除。

案 2:孙某,男,28 岁,工人。住院日期:1994 年 8 月 10 日(住院号:598900)。主诉:发作性心慌,胸闷,濒死感,伴烦躁年余。

患者 1993 年 5 月因失恋而情绪抑郁,心烦眠差。1994 年 1 月 3 日晚突感胸闷心慌,呼吸困难,面色苍白,四肢发凉,有濒死感,疑为心脏病而立即到市某医院心脏科急诊。查心电图正常,未予特殊处理,约 0.5h 后好转。半月后又复发,症状同前。以后每隔数日即有类似发作,患者浑身痛苦,辗转求治,不见好转。近 10d 病情加重,除发作更趋频繁外,平时烦躁不安,头痛、胀、麻,耳鸣,饮食无味,夜眠恶梦纷纭。入院后诊见面色无华,神疲倦怠,坐立不安。舌质红、苔薄黄,脉弦紧。诊为焦虑症。治以基本方,其中龙骨、牡蛎用量加倍,20 剂后阵发性心慌、濒死感等基本消失,但仍常感胸闷、心烦。原方龙骨、牡蛎改用原量,栀子增至 20g,加佛手片 10g,续进 10 剂,诸症明显减轻。

宁神定志汤……治疗焦虑症

王牛式医师(安化县冷市医院,邮编:413502)选用自拟宁神定志汤治疗焦虑症,疗效显著。

【绝技妙法】

焦虑症是以广泛性焦虑或发作性惊恐症状为主要临床表现的神经症,常伴有头晕、胸闷、心悸、呼吸困难,口干、尿频、尿急、出汗、震颤和运动不安等,属于祖国医学"惊悸"的范畴。与心、肾二脏关系密切,临床上以肾阴亏损、心肾不交所致者为常见。治当滋肾益精,交通心肾。

【常用方药】

自拟宁神定志汤组成:熟地黄 15g,山萸肉 15g,酸枣仁 30g,琥珀(研末兑服)10g,茯苓 15g,当归 10g,枸杞 10g,石菖蒲 10g,太子参 15g,北五味子 10g,炙甘草 10g。

随证加减:

惊恐发作汗出者加白参 10g;胃脘痞胀不适者去熟地黄加佛手、青木香各 10g;胸闷者加丹参、郁金各 15g。

煎服方法:

每天 1 剂,文火水煎分早、晚 2 次温服,7d 为 1 个疗程。同时配合安慰、解释等心理护理。一般治疗 2~3 个疗程。

宁神定志汤中熟地黄、当归、山萸肉、枸杞、肉从蓉能滋阴益精以补肾,枣仁、石菖蒲、琥珀养心宁神以定志,太子参、五味、炙甘草酸甘益气化阴,全方宗天王补心丹加减而成,以滋补精血、养心安神为主,辅以益气养阴,故能收到滋补肾阴、交通心肾、宁神定志之功效。

值得注意的是本症虽有心悸,但不可用龙骨牡蛎等潜镇之品,因其病机为肾阴不能上济,而非阳亢之势。

【验案赏析】

胡某,43 岁,教师。因情绪紧张、惊恐伴失眠 2 年,突发心悸、胸闷半小时。于 1996 年 10 月 20 日就诊。1994 年开始出现莫名的情绪紧张不安,甚至恐惧惊慌。经常性入睡困难,恶梦易惊,记忆力减退,头晕肢软,胃脘部痞胀不适,嗳气,遗精,阳痿,体重减轻等。曾经外院检查,诊断为焦虑症,给予"安定"、"多虑平" 等西药治疗,无明显效果。每因精神因素而感到紧张、惊恐不安,已不能从事正常教学。半小时前突发剧烈心悸,胸闷如窒,汗出,双手自抖,站立不稳。查体温 37.2℃,呼吸 24 次 /min,脉搏 110 次 /min,血压 15.8/10.6kPa,消瘦体质,甲状腺不大,双肺呼吸音清晰,心界不扩大,心率 110 次 /min,律齐无杂音,肝脾不肿大,血尿便常规无异常改变,血糖 8mmol/L,心电图:窦性心动过速。舌质偏红,舌体瘦小,苔薄白,脉浮数。西医诊断:焦虑症;中医诊断:惊悸。治拟滋肾益精,宁神定志。方拟宁神定志汤加减:酸枣仁 30g,山萸肉 15g,琥珀 10g,茯苓 15g,当归 10g,枸杞 10g,肉丛蓉 10g,石菖莆 10g,太子参 15g,北五味 10g,丹参 15g,郁金 15g,白参 10g,1d1 剂,文火水煎服,每天 2 次。3 剂后,症状基本消失。上方去白参。连服 3 周,全部症状消失,心电图正常,随访无复发。

牡蛎散加味……治疗焦虑症伴严重自主神经功能紊乱

魏洁有、吕 行医师 (解放军第三医院高压氧科,陕西省宝鸡市邮编 :721004) 采用牡蛎散加味治疗焦虑症伴严重自主神经功能紊乱,收到满意疗效。

【绝技妙法】

焦虑症也称焦虑性神经症,常伴有自主神经功能紊乱。多采用心理疗法、抗抑郁药等治疗。但有些病例应用抗焦虑药治疗及支持性心理治疗,对其严重自主神经功能紊乱症状疗效不显著。故采用中药牡蛎散辨证施治,患者躯体症状在短期内痊愈。

【常用方药】

现代药理学研究证明,中药牡蛎散具有镇静,抑制自主神经系统排汗中枢，增强和调节机体免疫功能的作用。生地黄、玉竹、石斛合用以滋阴养液；山药、焦三仙重在调理脾胃，增加食欲，促进消化功能，所含丰富的维生素、糖蛋白可发挥虚则补之的作用，提高人体的抗应激能力；甘草调和诸药。数药合用则益气养阴，敛汗固表，重镇安神，消食和胃，故收到满意疗效。

【验案赏析】

杨某，男，31岁，1986年5月开始失眠、心烦、情绪紧张、记忆力减退，并出现干呕、咽部异物感，厌食、消瘦，患者自疑患肝癌；有时半夜突然起床，恐惧惊慌，如大难临头，濒死感，尖声叫喊，行为失控，持续30min缓解。至1986年7月30日入院时，患者体重下降8kg，进食100～150g/d，心悸气短，多汗，步履艰难，生活不能自理。查体：发育正常，营养差，面色潮红，全身多汗，双手细震颤。心肺检查及神经系统检查阴性。血、尿、便常规及心电图检查均无异常。精神检查：神清，痛苦表情，忧愁，焦虑，紧张不安，病感严重，疑患不治之症，主动要求治疗。确诊：慢性焦虑伴惊恐发作。

治疗方法：

采用精神疗法及抗焦虑药物安定、谷维素、水合氯醛治疗，失眠、紧张、焦虑、恐惧减轻，但食欲未改善，自汗，盗汗，口渴，饮水量2500～5000mL/d，尿频，尿黄，便秘，心悸气短，乏力；暑天仍感全身冷。舌红欠津，脉细弱。改用中医治疗。辨证：气阴两虚，卫阳不固。治则：敛汗固表，益气养阴。方用牡蛎散加味：煅牡蛎20g，麻黄根10g，黄芪15g，浮小麦30g，生地黄、玉竹、石斛各10g，炒山药、焦三仙各20g，甘草30g，1剂/d，水煎服，2次/d。服21剂，上述症状消失，于1986年8月26日病愈出院，半年后随访完全康复。

天麻钩藤饮辅以心理疗法······治疗强迫症

李富和医师(北京昌平区医院,邮编:102200)应用中药天麻钩藤饮加减辅以心理疗法治疗强迫症,取得满意疗效。

【绝技妙法】

治疗方法:

(1) 药物治疗

以天麻钩藤饮为基本方加减组成。

处方:天麻10g,钩藤15g,生石决15g,杭白芍15g,甘草6g,山栀10g,黄芩10g,合欢皮10g,夜交藤15g。每日1剂,水煎,早、晚分服,14d为1个疗程。

随证加减:

心肝火盛加生地、胆草,痰热内盛加胆南星、竹茹,心脾两虚加黄芪、当归,心肾不交加黄连,阿胶。

(2) 心理治疗

对强迫症患者的心理治疗需要在家属的配合下,医者通过说理疏导、精神转移、行为矫正等方法使患者的身心放松;并引导患者从思想上重新认识及评价生活中所遇到的各种不愉快的人和事;正确对待所患疾病;鼓励患者加强性格的培养和锻炼,从而逐步减少直至消除患者的强迫观念和强迫动作。

中医中药治疗强迫症临床少有报道,更无现成之良方。天麻钩藤饮本为治疗肝阳上亢、肝风内动之方,但在中医"异病同治"思想的指导下,李富和医师根据患者的反复强迫动作及心烦易怒等证,认为该病亦属肝风所致,为肝阳偏亢、肝风内动之轻证,故试用此方加减治疗强迫症且收到较好治疗效果,足证中医学辨证论治理论的科学性与实践性。方中天麻、钩藤、生石决平肝熄风，白芍敛阴柔肝，甘草和中，栀子、黄芩清热泻火，合欢皮解郁安神，酸枣仁、夜交藤养血安神。

在治疗过程中辅以心理治疗实为必要之举。应用药物（中药）治疗解除患者的躯体症状，辅以心理治疗消除患者的心理障碍，二者双管齐下，使患者的心身并调、形神并治。对治疗强迫症及各科心身疾病均不失为一种行之有效的整体治疗方法。

【验案赏析】

周某，女，35岁，会计，1998年5月6日初诊。

患者既往有神经衰弱病史3年余，半年前同室办公的一同事因患肝炎而住院治疗，自此该患者担心自己被染而惶恐不安，后经医院化验检查肝功正常。虽如此，患者仍放心不下，忧思不宁，食纳不思，夜寐欠安，情绪也易于急躁。且近3个月来家人及同事均发现患者常常反复洗手现象。问其原由，自言总觉两手不干净，非冲洗不可，有时刚刚冲洗完尚未坐稳而又必须再去冲洗，难以自控，其强迫洗手动作最多时1h内冲洗3次。视其舌质红、苔黄略腻，脉象细弦而数。中医辨证属肝阴不足，心经郁热，肝风内动，治以平肝、养阴、清热、宁神之法。配合心理治疗如说理疏导法、行为矫正法等。方拟：天麻10g，钩藤15g，生石决30g，杭白芍20g，生甘草10g，枸杞12g，炒栀子10g，黄芩10g，合欢皮15g，夜交藤15g，枣仁15g。7剂，水煎服。二诊心烦急躁明显好转，睡眠安稳，强迫洗手动作明显减少。效不更方，继服上方14剂，药后强迫洗手情况基本消除，已如常人。为巩固疗效，再服前药7剂，并坚持行为矫正。随访2年无复发。

电针为主⋯⋯治疗强迫症

舒德海、周桂芝、何 华等医师 (安徽马鞍山钢铁总公司医院 , 邮编 :243000) 采用头皮电针配合穴位注射治疗强迫症 , 同时使用氯丙米嗪治疗 , 疗效明显。

【绝技妙法】

治疗方法 :

选穴 : 印堂、百会、太阳。印堂穴针尖从下向上沿皮平刺 0.8 寸 ; 百会穴向后枕部平刺 0.5 ~ 1.0 寸 ; 太阳穴向耳垂方向平刺 1.5 ~ 2.5 寸透安眠穴。然后连接 ZJ7 型多频波电麻治疗仪。连接的方法是双侧太阳穴一组 , 印堂穴和百会穴一组。电量调至患者感到舒适而穴位局部皮肤肌肉轻微抽动为限 , 频率为 80 ~ 100 次 /min, 每治疗 15min 增加电量 2.4V, 持续刺激。

每次结束前将电量调至最大量 34V, 连续强刺激冲击 3~5 次 , 每次 1 ~ 3s。每日治疗 1 次 , 每次 1h, 连续 30d 为 1 个疗程。从第 31 天开始应用穴位注射方法。取 6 号针头在电针治疗 0.5h 后将氯丙嗪 0.5 ~ 1.0mL, 约 5 ~ 15mg 推注到印堂穴中。治疗过程中 , 一旦发生感染或精神症状得到控制就停止此种治疗。

针灸治疗精神疾病的历史可追溯到晋代 , 皇甫谧著《针灸甲乙经》中介绍许多针灸治疗精神疾病的穴位方法。近 10 年来 , 我国在中西医结合领域中开展了电针治疗精神分裂症和抑郁症的临床研究 , 取得了良好的疗效 , 主要取穴 : 百会、印堂、太阳。百会为手足三阳经和督脉之会穴 , 亦称诸阳之会。督脉上行至风府入于脑 , 故和脑、脊髓密切联系。其别络散于头部 , 故取印堂穴。太阳穴为经外奇穴 , 善治头痛、失眠、情绪障碍。针刺 3 穴可以振奋阳气 ,

疏通经络,健脑补髓,醒脑开窍。我院精神科曾用头皮电针配合穴位注射治疗难治性精神分裂症有效。用此法治疗强迫症同样有效。本疗法效果肯定,操作简便,无毒副作用,可以推广应用。

八、儿童多动症等

中医辨证……治疗儿童多动症

史长燕医师(天津市中医医院，邮编:300140)在临床诊治儿童多动症时，根据患儿的表现及伴随症状，将儿童多动症辨证分为4型，即心肾不交型、心脾不足型、肝风内动型和风痰上扰型施治，疗效满意。

【绝技妙法】

中医认为儿童多动症的主要病机是脏腑功能失常，阴阳失调。阳动有余，阴静不足为其特点，病位主要在心、肝、脾、肾。多动、急躁、易发脾气等乃肝阳过亢之象；心神不宁，难以静谧，注意力涣散乃心脾不足之症。中药治疗儿童多动症虽疗效较慢，但无毒副作用，并能调整脏腑功能，对多动症常见伴随证状如遗尿、厌食、易感冒等也有改善作用，且中医辨证治疗有很大灵活性，能根据患儿的个体差异而随证加减，疗效较好。

【常用方药】

(1) 心肾不交型

心肾不交型表现为多动易惊，坐立不安，注意力不集中，易受外界环境刺激。可伴有心悸，健忘，睡眠不安，乏力，舌质红，苔薄白，脉沉细或细数。治宜:清心泻火，补肾安神。

方选黄连阿胶汤加减：生地黄、黄连、山药、莲子心、茯神、牡丹皮、生龙骨、生牡蛎、酸枣仁、当归、阿胶。

(2) 心脾不足型

心脾不足型表现为上课注意力不集中，健忘，多梦，学习成绩不稳定，伴有眩晕，心悸，摇头努嘴，言语多而反复，神疲乏力，形体消瘦或虚胖，面色欠润泽，舌质淡嫩，脉细弱或沉细。治宜：健脾益气，宁心安神。

选用造车丸加减：党参、白术、茯神、远志、石菖蒲、枸杞子、何首乌、当归、炒酸枣仁、生牡蛎、炙甘草。

(3) 肝风内动型

肝风内动型表现为容易激动，任性冲动，上课不守纪律，坐立不安，甚至辱骂殴打他人，缺乏自制力，且伴有眩晕，目赤，眨眼，皱眉，面部肌肉大多呈快速抽动，小便黄赤，大便燥结，舌质红，苔黄，脉弦数或滑数。治宜清肝泻火，息风镇痉。

选用龙胆泻肝汤加减：龙胆草、炒黄芩、生龙骨、生牡蛎、柴胡、炒栀子、当归、木通、生地黄、全蝎、白僵蚕、钩藤、甘草。

(4) 风痰上扰型

风痰上扰型表现为情绪烦乱，胡言乱语，做事不专心，注意力不集中，易冒险冲动，好干扰别人，有时耸肩，四肢抽动，同时伴有口臭，纳食增多，喉中痰鸣，大便干结，舌质红，苔薄黄或厚腻，脉弦数或弦滑。治宜祛风通窍，化痰止痉。

方选温胆汤加减：陈皮、茯苓、半夏、枳壳、郁金、竹茹、全蝎、白僵蚕、钩藤、菊花、海浮石、磁石、炙甘草。

此外，对于一些病程长、症状重或不愿服用西药的患者，常可配合一些耳针或针刺治疗，耳穴取兴奋点、脑干、皮质下，以及肾、心、神门、内分泌等。将王不留行用胶布贴在耳穴上，每周2次，左右耳交替,每日按压 3 次,每次 30~60s。10d 为 1 个疗程。针刺治疗主穴:太阳、风池、攒竹、合谷、足三里;配穴:三阴交、阳陵泉、内关。采用平补平泻手法,小儿可点刺,稍大儿童留针 10~25min。医生应向患儿父母和老师交待儿童多动症的特点,重视教育疗法在诊治疾病中的作用,从而协助治疗。应充分发挥中医辨证施治的优势,才能更有效地控制多动症的症状,并防止多动症的复发。

【验案赏析】

案 1:刘某,男,5 岁 6 个月。1999 年 11 月 2 日初诊。患儿于 3 个月前突然出现挤眉眨眼,且伴随左眼不时眨动,严重时牵引左面颊部亦抽动。曾在某医院做头颅 CT 及脑电图检查,均未发现异常。诊为多动症。予利他林 5mg,每天 3 次,口服 1 个月,未见明显效果,故来我院就诊。刻诊:来回走动,坐立不安,烦躁,左眼不时眨动,面色淡白欠光泽,纳少,夜寝不安,易惊,小便频数,大便时干燥,舌质淡红,少苔,脉沉缓。诊为儿童多动症。辨证属心肾不交型。选用黄连阿胶汤加减:黄连 5g,阿胶(烊化)10g,生地黄 10g,炒酸枣仁 10g,麻仁 10g,生磁石 6g,何首乌 10g,熟地黄 15g,牡丹皮 10g,甘草 10g。日 1 剂,水煎取浓药液 150mL,分 2~3 次服。服药 4 剂后,睡眠好转,食欲增加。原方加竹叶、莲子心各 10g,又服 5 剂后,烦躁症状较前减轻。又进 7 剂,眨眼次数较前减少,且能安坐看电视 30min。继服上方 2 个月症状明显好转。2 个月后随访偶有眨眼动作,并能安静学习、看电视。

案 2:赵某,男,7 岁。1999 年 10 月 18 日就诊。患儿近 1 个月以来上课注意力不集中,做事马虎,在家手脚不闲,拆卸玩具物品,好插嘴干扰大人,且时伴有头晕,喘促,食欲较差,身体稍瘦,大便每天 2 次,且不成形,舌质淡,苔薄白,脉沉。诊为儿童多动症。辨证属心脾不足型。方选造车丸加减:党参 10g,白术 10g,山药 15g,

生薏苡仁 10g, 石菖蒲 10g, 当归 10g, 茯神 15g, 远志 10g, 钩藤 12g, 炒酸枣仁 12g, 丹参 10g, 生牡蛎 15g, 炙甘草 5g。日 1 剂, 水煎取浓药液 150mL, 分 2~3 次服。服药 5 剂后患儿头晕较前好转。又服 5 剂诉不再憋气且回家后能安静看电视达 40min。原方减石菖蒲、远志、丹参, 加生龙骨 15g, 磁石 12g, 又服 7 剂症状明显改善。上方再服 10 剂以巩固疗效。

案 3: 何某, 男, 8 岁, 2000 年 3 月 6 日初诊。患儿近 6 个月来, 不专心听讲, 爱做小动作, 上课时常站起来说话, 玩时没有耐心。近 1 个月来患儿有不自主肩膀抽动, 经某医院查颅脑 CT、测智商均正常, 脑电图报告有短暂棘波发放, 患儿无癫痫发作史, 家族亦无遗传史, 排除癫痫。诊为儿童多动症。刻诊: 言语烦多, 冲动任性, 手足多动, 注意力不集中, 咽干面赤, 小便黄, 舌质红, 苔薄黄, 脉弦数。辨证属肝风内动型。方选龙胆泻肝汤加减: 龙胆草 10g, 炒栀子 10g, 柴胡 6g, 黄芩 6g, 车前子 10g, 郁金 10g, 全蝎 10g, 钩藤 10g, 白僵蚕 10g, 生龙骨、生牡蛎各 12g。日 1 剂, 水煎取浓药液 150mL, 分 2~3 次服。服 4 剂后, 患儿上课安静。又服 5 剂, 肩膀抽动减轻, 偶尔 1~2d 抽动 1 次。继服 5 剂, 嘱加强精神疗法, 培养良好的习惯。原方加枸杞子 10g, 桑椹 6g, 益智仁 15g, 桑叶 10g, 服 7 剂, 情绪明显稳定, 又服 15 剂, 上课能安心听讲, 基本接近正常儿童。

案 4: 钱某, 男, 8 岁。2000 年 3 月 21 日就诊。患儿上课精神分散, 大声说话, 好干扰别人, 在学校经常挨罚, 易冲动, 脾气暴躁, 时有四肢抽动, 食量较大, 喉中有痰, 口臭, 大便干燥, 睡眠不安, 且夜间翻动过多, 舌质红、苔黄厚腻, 脉滑数。诊断儿童多动症。辨证属风痰上扰型。方选温胆汤加减: 陈皮 10g, 半夏 6g, 茯苓 12g, 全蝎 10g, 竹茹 10g, 钩藤 12g, 白僵蚕 10g, 枳壳 10g, 炒莱菔子 6g, 海浮石 10g, 磁石 10g, 炙甘草 6g。日 1 剂, 水煎取浓药液 150mL, 分 2~3 次服。服 5 剂后口臭减轻, 大便通畅, 时伴有咳嗽, 吐黄痰量多, 上方去炒莱菔子、白僵蚕，加瓜蒌 10g，鱼腥草 10g，并用阿莫西林 250mg，每天 3 次口服，共用 3 剂。3 剂后咳嗽愈，继服第一方去炒莱菔子加防风 6g，连服 15 剂，上课能注意听讲，并且脾气较前温和，又服15d，症状基本稳定。

中医辨证······治疗儿童多动症

刘　钧医师（青海省中医院，邮编:810000）以中医辨证论治为主治疗儿童多动症多例，取得了满意疗效。

【绝技妙法】

中医文献中，没有儿童多动症的专门论述，但中医理论认为，在儿童发育阶段，其生理特点是发育旺盛，生机蓬勃，但又是脏腑娇嫩，形气薄弱，属稚阴稚阳之体，阴阳气血易于偏盛偏衰，特别是因先天禀赋不足，或后天调养失宜，多造成脏腑阴阳偏盛之体而导致脏腑功能失常，阴阳失衡而罹患本病。

【常用方药】

中医辨证论治：

本病病机较为复杂，多影响到心肝脾肾 4 脏功能失调，因此在临床上，我们一般按以下 4 个证型辨证论治。

(1) 脾虚湿蕴，痰热扰心

小儿脾胃本虚，若饥饱失宜或嗜食寒凉，多损伤脾胃，致脾虚失运，湿聚成痰，化热化火，上扰心神而成痰火扰心之证。

可见多动多语，神思涣散，冲动任性，少寐多梦，舌红苔黄腻，脉细数等。

治法：健脾化痰，清心安神。

以黄连温胆汤加味：茯苓、半夏、陈皮、竹茹、枳实、黄连、胆南星、酸枣仁、菖蒲、郁金、甘草等。

(2) 肾阴不足，肝阳偏旺

小儿发育旺盛而脏腑柔弱，肾中阴精每感不足，若患儿先天禀赋亏弱，则肾阴更加亏虚，肾虚不能涵木，则肝阳偏旺，而成阴虚阳亢之证。可见多动多语，烦躁易怒，冲动任性，神思涣散，形体消瘦，舌红少苔，脉细弦。

治法：滋阴补肾，潜阳安神。

以龙牡六味汤加味：生地、山药、山茱萸、丹皮、女贞子、旱莲草、龙骨、牡蛎、白芍、酸枣仁、茯神、甘草等。

(3) 心脾不足，血不养心

心主血而藏神，脾主运而藏意，神和意都主宰人的思维和意志。脾又为气血生化之源，若患儿先天不足或后天护养失宜，脾胃受损，则化源不足，气血亏虚，血不养心而神浮，气不敛阳而意动，多成心脾亏虚，血不养心之证。可见神思涣散，多语多动，怔忡健忘，少寐多梦，面黄少华，舌淡苔白，脉细弱等。

治法：补益心脾，养血安神。

以归脾汤加减：党参、黄芪、白术、茯神、当归、炙甘草、大枣、远志、菖蒲、酸枣仁、麦冬、五味子等。

(4) 脾虚肝旺，肝脾不调

小儿生理特点多为"脾常不足，肝常有余"，若患儿脾胃受损，脾气亏虚，或情志不遂，肝气郁结则肝气偏旺，肝气一动，即乘脾土而成脾虚肝旺，肝脾不调之证。可见多语多动，神思涣散，性情烦急，食欲不振，面黄少华，舌红苔薄白，脉弦细等。

治法：疏肝理气，健脾安神。

以逍遥散加减：柴胡、当归、白芍、白术、茯苓、薄荷、香附、神曲、栀子、枣仁、琥珀、炙甘草等。

六味地黄汤配合推拿……治疗儿童多动症

杨茯苓(陕西省西安市儿童医院,邮编:710003)、杨　治医师均采用六味地黄汤配合推拿治疗儿童多动症,疗效满意。

【绝技妙法】

肾为阴阳(水火)并存之脏,肾阴虚则阳易亢,水亏火旺;"阳主动",阴虚阳亢,则动不能已,肾阴虚则肝阴亦虚(母虚及子),肝阴虚则肝火旺,肝主风,主动,故患儿烦躁易怒,坐卧不宁,阳不交阴,则失眠少睡;"脑为髓海",肾阴虚则脑失所养,故患儿神不守舍,神情恍惚,答非所问,注意力不集中,无耐性。

【常用方药】

治疗方法:

方药:六味地黄汤:熟地24g,山萸、山药各12g,丹皮、茯苓、泽泻各10g。

随证加减:

若患儿为女性,烦躁易怒,攻击行为严重者加龙齿(多汗时改为龙骨)、牡蛎各10g,钩藤15g,生地24g;若患儿为男性,症见狂躁,打人毁物,不避危险,不卧少眠者,在女用方中再加入天麻12g,磁石20g,朱砂(冲服)1g。7剂1个疗程,每日1剂,水煎服。

推拿:调脾经、平肝经、补肾经,点按内关、神门;7岁以下者加捣小天心、退六腑、海底捞明月,按揉百会,摩腹,按揉足三里、三阴交;揉心俞、肾俞,捏脊,擦督脉、膀胱经第一侧线,泻太冲,擦涌泉。每次30min,1次/d,7d为1个疗程。

六味地黄汤中熟地滋肾阴、益精髓,为君药;山茱萸酸温,滋肾益肝；山药滋肾补脾，泽泻泻肾降浊，丹皮泻肝火，茯苓渗脾湿。诸药共用，滋而不腻，"壮水之主，以制阳光"。推拿方中摩腹，揉百会以健脑补髓、镇静、宁神；内关、神门、心俞宁心安神；捣小天心，清心除烦；海底捞明月、退六腑，清内热，以制阳亢；揉肾俞，补益肾元，补脾；揉脾俞、足三里，健脾和胃，以后天之本补先天之本；平肝、泻太冲以泻肝火；擦涌泉、揉三阴交，滋阴降火；捏脊镇静安神；擦督脉及膀胱经第一侧线以调理气血阴阳，培补元气。诸穴共用，以收滋水涵木之效。

【验案赏析】

刘某，女，9岁。2003年7月3日以多动多年，学习困难5年为主诉就诊。患儿从1岁左右学走路时，即开始好动不停，不避亲疏，随便翻检、毁物，抢答问话，有时答非所问，心不在焉，做起事来半途而废，难以进入学习状态，学习成绩不好。在外院检查，排除自闭症、脑瘫等症，智商测验，脑电图、CT检查均正常。面色红润，唇舌鲜红，无苔少津、脉数。服以上汤药，每日1剂，配合推拿每日1次，第3d起效，第7d显效，又服1个疗程汤剂后痊愈。

补肾益脑汤……治疗儿童多动症

王奕儿医师（广东省潮安县人民医院，邮编:515638）用自拟补肾益脑汤治疗儿童多动症，收到满意的疗效。

【绝技妙法】

王奕儿医师多年来通过对本病的治疗与观察认为：儿童多动症病因虽多，但以小儿肾气未充或病后亏虚，髓海失养为主要原因。肾精不足，则髓海空虚，表现为健忘、失聪等症；肾虚则脾阳不振，乃其志失思，其意不藏，表现为注意力不集中，做事有头无尾，言语冒失，不能自制；肾阴不足，水不涵木，则肝疏泄太过，"魂不守舍"，表现为冲动任性、动作粗鲁；肾水亏不能上承，则心火亢旺，表现为兴奋不宁、情绪不稳等症。

针对病因病机，治疗本病应以滋肾填精充髓为主导，并辅以健脾、敛阴、潜阳、宁心安神等法，随证灵活运用。

【 常用方药 】

补肾益脑汤的组成：旱莲草 10g，女贞子 10g，龟版 15g，山茱萸 10g，熟地黄 10g，白芍 10g，龙骨 20g，肉苁蓉 10g，酸枣仁 10g，淮山药 10g，枸杞子 10g，益智仁 5g，茯苓 10g。

根据年龄及随证加减。每天 1 剂，水煎 2 次服，每周 5 剂。并嘱家长给予患儿适当的精神鼓励和耐心的思想教育。治疗期间停用中枢神经系统兴奋药及三环抗抑郁药等药物。

补肾益脑汤中以旱莲草、女贞子、山茱萸、肉苁蓉、枸杞子、龟版、熟地黄益肾填精充髓健脑；白芍、龙骨敛肝潜阳；酸枣仁、茯苓宁心安神；益智仁合山茱萸、肉苁蓉温肾；配茯苓、淮山益脾。全方组合药性平和，温凉适中，能滋肾益精填髓补脑。远离大温大补或寒凉泻火之品，以适应小儿稚阴稚阳之生理特征。用方遣药之目的是促进小儿机体阴阳和谐，从而达到"阴平阳秘、精神乃治"的目的。

清肝宁神汤……治疗儿童多动症

徐明智、秦兴国（枣庄市台儿庄区人民医院，邮编：277400）、朱文元医师用自拟清肝宁神汤治疗儿童多动症，收效满意。

【绝技妙法】

儿童多动症属中医学"烦躁"范畴。其病因病机多为肝郁痰阻,郁久化热,热扰心神所致诸证,本病病位在心,与肝脾关系密切。肝主疏泄,喜条达,恶抑郁,小儿肝常有余,肝气郁滞,疏泄失职,故情绪不稳,易气、易怒。心为五脏六腑之主,精神之所,肝木克土,脾虚生痰,痰气交阻,郁而化火,痰火扰心,故见精力分散,好说、好动、好闹,自己又难以控制。因此,对本病治疗应予疏肝清热,涤痰开窍,安神定志之法,方能切中病机。

【常用方药】

治疗方法:

(1) 治则

疏肝清热,化痰开窍,安神定志。

(2) 方药自拟清肝宁神汤

药用:炒酸枣仁 15~20g,白茯苓 10~15g,紫丹参 12~15g,合欢皮 10~15g,生龙骨、生牡蛎各 15~20g,醋柴胡 6~10g,生山栀子 5~10g,广郁金 6~9g,胆南星 3~6g,石菖蒲 6~9g,炙甘草 3~6g。

(3) 随证加减

自汗者加黄芪 10~20g,白术 4~6g,防风 3~6g;盗汗者加山茱萸 8~10g,地骨皮 5~10g;内热盛者加黄连 5~8g,黄芩 6~10g;厌食者加焦三仙各 15~20g,鸡内金 6~10g;智力低下者加益智仁 6~9g,远志 3~6g。

(4) 用法

每日 1 剂,水煎 2 次,合计 200~300mL,早、晚分服。6 剂为 1 个疗程,一般服药 2~3 个疗程,最多不过 6 个疗程。

　　清肝宁神汤中茯苓、酸枣仁益气健脾，养心安神为君；丹参、龙骨、牡蛎、合欢皮助茯苓、酸枣仁重镇安神为臣；柴胡、山栀子疏肝解郁，清热除烦，肝气平，火气消，情绪自稳；胆南星、郁金、石菖蒲涤痰，清心，开窍，痰气消，郁结除，神明自主，此两组共为佐；炙甘草健脾益气，调和诸药为使。本方正是根据儿童多动症的病机立法组方而成，故在临床上取得满意疗效。

【验案赏析】

　　患者，男，9 岁，学生，2001 年 3 月 2 日初诊。主诉：好说好动，不听话，学习成绩退步 3 年。近 3 年以来，情绪不稳，易气、易怒、易烦，时或哭闹不休，手足躁动不安（放学回家常无安静之时），多言、多语、多吐痰（自 3 岁始患有慢性扁桃腺炎病史），一直未曾治疗。如今已上小学二年级，易做小动作，精力不集中，学习成绩较差，特请中医诊治。查患儿发育正常，反应尚是灵敏，情绪躁动，手足不安，不时随地吐痰，口中时发叹声。扁桃体Ⅱ度肥大，心肺正常，肝脾不大，舌尖红，苔薄黄，脉弦稍数。脑电图报告：正常脑电图。诊断：儿童多动症；慢性扁桃体炎。治宜：疏肝清热，涤痰开窍，安神定志。方用清肝宁神汤加味。药用：炒酸枣仁 20g，白茯苓 12g，丹参 15g，郁金 9g，生龙骨、牡蛎各 15g，合欢皮 10g，醋柴胡 8g，生山栀子 9g，石菖蒲、胆南星各 6g，山豆根 8g，牛蒡子 7g，浙贝母、大黄（后下）各 8g，甘草 5g。取 6 剂，如法煎服。

　　3 月 9 日复诊：精神情绪平稳，多动好转，吐痰减少，扁桃体Ⅱ度肥大，舌淡红，苔微黄，脉弦。效不更方，原方续服 6 剂。3 月 16 日三诊：多动消失，情绪安定，叹气声、吐痰停止，已经专心学习，扁桃体Ⅱ度肥大，舌淡红，苔薄白，脉缓。予清肝宁神汤原方，共服药 24 剂，诸症皆除。

益智仁汤合天麻钩藤饮加减……治疗儿童多动症

吕红粉医师(江苏姜堰市中医院,邮编:225500)应用益智仁汤合天麻钩藤饮加减治疗儿童多动症,并与西药治疗组对照观察,疗效满意。

【绝技妙法】

中医学认为该病的病理变化是神不宁、魂不安、意不周、志不坚,与心、肝、脾、肾四脏关系密切,因心藏神,心气不足则智窍不通而注意力涣散;心营亏虚则神不守舍而多动不宁;肝藏魂,体阴用阳,肝阴不足,肝阳上亢则情绪急躁;脾藏意,其志在思,若脾胃虚弱则静谧不足而兴趣多变;肾藏精主骨生髓,上通于脑,若肾精不足、脑髓失养则神志不聪,而学习困难;肾气不足,膀胱不固则夜间遗尿。

【常用方药】

中药组:予服中药方,方由益智仁汤合天麻钩藤饮加减化裁而成。

药物组成:益智仁 15g,淮山药 20g,天麻 10g,钩藤 10g,煅龙牡(先煎)20g,茯神 10g,远志 12g,夜交藤 30g,当归 10g,白芍 10g,甘草 6g。水煎,每天 2 服。

以 15d 为 1 个疗程,每疗程之间停服 5d,连续治疗 3 个疗程后,观察记录治疗结果。在治疗期间概不加用其他药物。

益智仁汤合天麻钩藤饮加减方取益智仁为君药,以益智固肾;辅以淮山药、茯神、夜交藤、远志健脾安神;当归、白芍以养阴柔肝宁神;天麻、钩藤、煅龙牡以平肝潜阳。全方共奏滋补肝肾、育阴潜阳、养心健脾、安神定志之功,故而取得较好的临床疗效。在求治的儿童多动症患儿中，有一部分患儿同时存在遗尿症，服用本方后亦取得了较好的疗效。而在病史调查中发现，幼儿期有佝偻病史者亦占有一定比例，故早期积极治疗佝偻病，可能有预防小儿多动症的作用。

【验案赏析】

患儿，钱某，男，12岁。2000年4月6日因性情急躁易怒、坐立不安、注意力不集中、学习困难、夜间遗尿8年而来我院就诊。查体：神志清楚，精神尚可，发育正常，反应灵敏；周身皮肤黏膜无黄染、无水肿及出血点，浅表淋巴结不肿大；头颅正常，双侧瞳孔等大等圆、光敏，口唇红，颈软，气管居中，颈静脉不怒张，胸廓呈轻度鸡胸；两肺呼吸音清，HR90次/min；心音有力，心律齐，各瓣膜听诊区未闻及杂音；腹软，肝脾未及，全腹无压痛及包块；脊柱四肢正常。神经系统检查：生理反射存在，病理反射未引出，动作不协调，指鼻、翻手、对指试验均为阳性。舌质淡红，苔薄白，脉细弦。诊断为儿童多动症。乃由脾肾两虚，心神不宁，肝阴不足，肝阳上亢所致。治宜：滋补肝肾，育阴潜阳，养心健脾，安神定志。处方：益智仁10g，淮山药20g，茯神10g，远志12g，夜交藤30g，当归10g，白芍10g，天麻10g，钩藤10g，煅龙牡（先煎）20g，甘草6g。上方服用1个疗程后，患儿遗尿明显好转，学习有所进步，好动易怒好转。第2个疗程后，性情改好，遗尿消失，但注意力仍不能集中。续服中药，同时进行心理疏导，鼓励患儿战胜疾病，增强其信心，继续第3个疗程后，诸症皆除，成绩由极差上升至中等。

桂枝加龙骨牡蛎汤……治疗儿童多动症

张晓华医师(四川绵阳126职工医院,邮编:621000)拟调和阴阳,重镇安神,用桂枝加龙骨牡蛎汤加味治疗儿童多动症,疗效满意。

【绝技妙法】

张晓华认为儿童多动症属阴阳不调,阴亏阳旺,阳气浮越,扰动心神,致躁动不安。小儿生长发育旺盛,阴常不足,阳常有余,神发育未完善,神易被扰,外界稍有刺激,即易干扰注意力。再则睡眠少而多动、出汗,易伤阴,阴亏阳易亢,故治疗从调和阴阳、抑阳扶阴、潜镇养心安神着手。

【常用方药】

桂枝加龙骨牡蛎汤:桂枝9g,白芍、龙骨、牡蛎各15g,大枣、酸枣仁、莲子心、百合、佛手各10g,甘草2g。

随证加减:

心烦易怒属偏热重者,桂枝减至6g,加黄连、淡竹、胆南星各6g;出汗多,夜间睡眠差者,加五味子6g,浮小麦、夜交藤各10g。水煎服,每2天1剂。8剂为1个疗程,连续服2~6个疗程,并且辅以心理治疗、行为道德教育,树立儿童信心。

治疗结果:

起效时间最短10d,最长20d。经2~6个疗程后,治愈18例占64%,显效6例占22%,无效4例占14%,总有效率86%。

桂枝加龙骨牡蛎汤是仲景原用治失精之方,今移用治小儿多动症,是取方中桂枝相须白芍调和阴阳,白芍酸敛,收敛浮越阳气;百合、酸枣仁养心益阴、安神；莲子心清心除烦；龙牡重镇安神，潜纳亢阳；白芍配郁金、佛手柔肝行气解郁，宣泄情绪，使气机调畅，精神安和；大枣、甘草调和诸药。

儿童多动症药物治疗困难，服药期间心理治疗不可忽视，药物仅能改善注意力、多动及冲动性，而对已存在的学习困难及社会适应性问题，需要社会人士共同帮助。

【验案赏析】

案1：陈某，男，9岁，1999年12月6日因多动不宁、情绪不稳就诊。其母代诉：患儿从小爱活动，婴幼儿期比别的儿童好动，爱哭，脾气倔强，动辄发怒，生活懒散。上学后听课不专心，爱搞小动作，一心数用，教室外稍有响动均可干扰其注意力，作业马虎潦草，成绩每况愈下，生活懒散。就诊时患儿精神饱满，说话滔滔不绝，面色潮红，舌质红，苔少，脉细数。中医辨证：阳浮阴弱，心神被浮越元阳所扰。给予益阴潜阳，养心安神，佐以疏肝法。处方：桂枝、甘草、黄连各6g，白芍15g，大枣12g，龙骨、牡蛎各20g，百合、酸枣仁、佛手、郁金各10g。5剂后诸症悉减，上课能安静坐20min，时间长仍不能坚持，看电视能静坐1h，夜间能睡7~8h，但大便结，饮食稍减，与方中龙骨、牡蛎重镇、收涩有关。舌质红，苔少，脉细数。上方龙骨、牡蛎减量至各10g，加生地黄、莱菔子各10g。10剂。三诊：患儿基本恢复正常，学习成绩上升。以后每周服2剂，坚持服3月痊愈。随访2年，未再复发。

案2：赵某，男，8岁，患儿因"躁动不安"1年，退学1个月。于2001年10月5日就诊。患儿于2000年8月下河游泳险些被淹死，惊吓过度，从此夜间惊叫，恶梦，情绪易激动，多动少静，除打游戏机外，很少安静30min以上，上课不专心，稍有响动，即东张西望，学习成绩一落千丈，服西药利他林后，夜间惊叫、恶梦均消失，但多动和注意力毫无改善，家长非常着急。就诊时见患儿浮躁不安，手脚不停,精神亢奋,回答问题心不在焉,舌质红,苔薄白,脉数。中医辨证:惊吓过度,神明受扰,心神不宁。选用桂枝加龙骨牡蛎汤加味,镇惊养心安神。处方:桂枝6g,白芍12g,大枣10g,甘草5g,龙骨、牡蛎各20g,百合15g,朱砂3g,酸枣仁12g,远志6g。6剂后复诊,夜间睡觉较前安稳,浮躁不安减轻,返校读书,但仍注意力不集中,上课能坐15min,舌质尖边红,苔薄白,脉稍数。上方加莲子心10g,继续服6剂。11月2日复诊,上述诸症明显好转,注意力较集中,成绩逐渐上升。以后用上方加减每周服2剂,服2个月后痊愈,随访1年未见复发。

自拟制动汤辅以针灸推拿……治疗儿童多动症

张芳龄、姜华琦医师(安徽省太和县中医医院,邮编:236600)以自拟制动汤辅以针灸推拿治疗儿童多动症,取得较好疗效。

【绝技妙法】

儿童多动症属中医"风证"范畴,祖国医学对本病早有涉及,《素问·至真要大论》曰:"诸风掉眩,皆属于肝。"而小儿之体"肝常有余",调护失当,肝风易动,"风胜乃摇"、"风胜则动";治疗当以熄风为主,又"心为肝之子",合宁心安神之法则效果更佳。

治疗方法:中药、针刺、推拿综合治疗。

【常用方药】

(1) 中药内服

自拟制动汤。

基本药物:远志10g,石菖蒲10g,五味子6g,龟版15g,

龙骨 15g, 珍珠母 30g, 龙胆草 10g, 生甘草 3g。

肾阴不足, 肝阳偏旺, 以多动多语、急躁易怒、冲动任性、记忆力差为主要表现, 加生地、熟地各 10g, 知母 10g, 山药 10g, 百合 10g; 心脾两虚, 气血不足, 以多动而不暴戾、多语而不亢奋、神思涣散为主, 加酸枣仁 10g, 党参 15g, 黄芪 15g, 当归 10g; 湿热内蕴, 痰火扰心, 以烦急多怒、多动多语、注意力不集中为主, 并伴胸闷、纳呆、大便干燥等, 加半夏 6g, 胆南星 6g, 全瓜蒌 10g, 郁金 10g, 枳实 10g。以上均每日 1 剂, 5d 为 1 个疗程, 疗程间休息 2d。

(2) 针刺疗法

主穴取内关、太冲、大椎、百会、心俞。每周周六、周日各 1 次。

(3) 推拿疗法

取小指末节罗纹面, 示指末节罗纹面。医者以拇指分别由指根向指尖方向直推小指罗纹面, 由指尖向指根方向直推示指罗纹面。反复 100~500 次。每周周六、周日各 1 次。

采用中医综合疗法, 即中药内服辅以针刺、推拿治疗, 疗效显著提高, 且未见明显不良反应。制动汤以龙骨、珍珠母、龟版、龙胆草镇肝熄风, 泻肝开窍; 以远志、石菖蒲、五味子宁心补脑, 共奏熄风安神之功。再辅以针刺、推拿循经疏导, 共奏补肾柔肝、定志安神之功, 则多动可除。

益智宁神汤⋯⋯治疗儿童多动症

杨丽新、陈 茵医师 (广东省中医院, 邮编 :510120) 用 "益智宁神汤" 治疗儿童多动症, 取得较满意效果。

【绝技妙法】

中医学认为儿童多动症的病因为脏腑功能不足, 阴阳失调, 其主要病机为脾虚肝旺，肾虚肝亢，以脾肾虚为本，肝阳亢为标。肝为刚脏而性动，主筋藏魂，其志怒，其气急，体阴而用阳，肝阳亢则可见性情执拗，冲动任性，动作粗鲁，多动不安等；脾属土，为至阴之脏，其性静藏意，脾虚则静谧不足，可表现为兴趣多变，做事有头无尾，言语冒失，注意力涣散。脾土不足，则土虚木旺，而见肝阳亢之症状。肾藏精，主骨生髓通于脑，肾虚则见动作笨拙不灵、遗尿等症，肾水不能涵木，则可见肝阳上亢之症。

【常用方药】

自拟益智宁神汤药物组成：熟地15g，黄芪15g，白芍12g，龙骨20g，五味子6g，远志6g，石菖蒲6g。每日1剂，水煎分2次服。治疗时间最短者1个月，最长者6个月，治疗中均停用其他中西药。

益智宁神汤选用熟地滋补肾阴；黄芪补脾益气；白芍、龙骨养阴平肝潜阳；五味子养心滋肾安神；远志、石菖蒲安神益智开窍。诸药合用，具有滋肾健脾，平肝潜阳，宁神益智，标本兼治的作用。

经本组观察，本方治疗儿童多动症疗效确切，无毒副作用，停药后复发率较低，弥补了西药治疗本病之不足。

安宁益智方……治疗儿童多动症

叶　进医师（江苏省中医院，南京，邮编:210029）采用自拟安宁益智方治疗该病，取效良好。

【绝技妙法】

中医认为儿童多动症多与心、肝、脾、肾等脏器有关，多动症的发生因动静失调，阴阳失调而成，即阴静不足，阴不制阳，阳动有余所致。肾藏志，主骨生髓，髓通于脑，若先天不足或肾阴亏损，精髓生化不足则动作笨拙，健忘；肾虚水不涵木，肝阴不足，肝阳偏亢，则注意力涣散，活动过多；心常有余，心火偏旺则心神不宁，难以安静。因此本病以滋肾养阴，清火平肝，宁心安神为主。

【常用方药】

自拟安宁益智汤药物组成：熟地黄 10g，山茱萸 10g，牡丹皮 10g，白芍 10g，石菖蒲 10g，远志 10g，五味子 6g，生龙骨 15g，生牡蛎 15g。每日 1 剂，水煎分 2 次服。3 月为 1 个疗程，治疗中停用其他中西药物。

安宁益智方用熟地黄、山茱萸滋肾养阴；牡丹皮、白芍清火平肝；龙骨、牡蛎平肝潜阳；五味子养心滋肾安神；石菖蒲、远志安神益智开窍。全方养阴而不滋腻，潜阳而不苦寒，药证相合，故能取效。

滋肾宁神方……治疗儿童多动症

李乐愚、梁振钟医师 (广东省中山市中医院，邮编:528400) 用自拟滋肾宁神方治疗儿童多动症又称儿童注意缺陷多动障碍 (ADHD)，疗效满意。

【绝技妙法】

儿童多动症的主要病机是阴亏阳亢，与心、肝、脾、肾四脏关系密切，具体表现为肾不足而肝有余，脾不足而心有余，阴不足而阳有余。在治疗过程中，李乐愚、梁振钟医师又重点突出"少年治肾"这一原则。

【常用方药】

滋肾宁神方药物组成：熟地 12g，生龟版 15g，生龙骨 15g，五味子 8g，石菖蒲 8g，云苓 8g，淮山药 8g，黄柏 4g，莲子心 3g，炙甘草 3g。

随证加减：

急躁易怒属肝火旺者加白芍、丹皮；属心火旺者加黄连、竹叶心；善忘、学习困难者加远志、浮小麦；小便频数、遗尿者加芡实、桑螵蛸；偏食纳少者加鸡内金、焦山楂、党参。水煎 2 次，早、晚温服，每日 1 剂。1 个月为 1 个疗程，持续用药 1~3 个疗程。

滋肾宁神方以熟地、生龟版、生龙骨为主药，其中熟地滋肾水、益真阴、强骨长志；生龟版填精补肾、滋阴潜阳、益心智；生龙骨平肝潜阳、镇静安神；辅以五味子滋肾生津、宁心安神；石菖蒲开窍豁痰、醒神益智；云苓、淮山药健运脾胃；佐以黄柏滋阴降火；莲子心清心火；炙甘草调和诸药。诸药合用，共奏滋阴潜阳、健脾清心、宁神增智之功。临床用治儿童多动症，取得了较为理想的效果。

静脑饮……治疗儿童多动症

武历风、侯 芳医师(山东省临沂市财校医院，邮编:276001)用静脑饮治疗该病，并与利他林西药治疗相对照，证明临床效果较好。

【绝技妙法】

小儿多动症属儿童精神医学的范畴，中医认为，该病乃先天不足、肝肾亏虚、阴不制阳，肝阳亢盛，心火上扰以致心神不宁所致。故临床上表现烦躁、多动、情绪不稳、易冲动、上课不安心、做事不专、学习困难等症状。治疗上宜滋补肝肾、育阳潜阳、镇惊安神。

【常用方药】

静脑饮治疗药物组成：枸杞子 6~9g，熟地 10~15g，阿胶（烊化）6~9g，当归 6~9g，女贞子 6~9g，白芍 6~9g，茯苓 10~12g，郁金 6~9g，蔓荆子 6~9g，川芎 6~9g，大枣 6~9g，石决明 15~20g，磁石 15~20g。上药浸泡 1h，先用文火煎磁石、石决明 30min，再纳入其他药物，文火再煎 30min，将药汁倒出，静置 1h，取上清液加麦芽糖 20g，慢火浓缩至 50mL，分早、中、晚 3 次口服，每日 1 剂，连服 2 个月。

静脑饮中枸杞子、熟地、阿胶、当归、女贞子皆滋补肝肾之品；石决明、磁石镇肝潜阳、安神静脑；茯苓、郁金清心肝之火以安神；白芍柔肝缓急；蔓荆子入肝胆走脑以治少阳头疾；川芎上行头目、下达血海为治头疾必用之品。

安神益智散·····治疗儿童多动症

赵丽洁医师（河南安阳市中医药学校，邮编：455000），采用自拟安神益智散治疗该病，疗效满意。

【绝技妙法】

中医认为儿童多动症的发生乃因小儿为纯阳之体，稚阴未长，极易出现阴虚阳亢的病理变化，表现为阴静不足、阳动有余的症候。心主血，藏神，若心失所养或痰热扰心可致心神不宁，多动不安。肝体阴而用阳，小儿肝常有余，若久病耗损肝阴，阴不制阳，肝阳偏亢，则冲动易怒，性情执拗。脾在志为思，小儿脾常不足，若贪食饮冷脾胃受损，则心思不定，肢体多动。肾主骨生髓，髓通于脑，故肾与智力密切相关,若因先天不足,后天失养,肾精亏虚,则记忆力差、动作笨拙。肾水不足,水不涵木,则致肝阳上亢。综上所述,儿童多动症的病机主要为心肝脾肾功能失调,阴虚阳亢。治宜滋阴潜阳,宁心安神,补肾益智为主。

【常用方药】

自拟安神益智散药物组成:熟地黄12g,山药10g,山萸萸10g,当归15g,白芍10g,石菖蒲12g,远志12g,茯神12g,酸枣仁12g,生龙骨15g,生牡蛎15g,麦芽12g。以上诸药共研为末,根据年龄不同每次4~6g,用适量蜂蜜调服,每天2次,半年为1个疗程。

安神益智散用熟地黄、山萸萸滋肾养阴;山药、麦芽健脾消食;当归、白芍养血柔肝;生龙骨、生牡蛎平肝潜阳;石菖蒲、远志、茯神、酸枣仁安神益智。

全方平调阴阳、安神益智,可达标本兼治之目的。药用散剂,服用方便,便于久服,切合本病的长期应用。此外,本病系心身疾患,药物治疗的同时还应配合心理疏导、循循善诱,以期取得更佳的效果。

【验案赏析】

吴某,男,8岁,2004年6月22日初诊。自幼整日乱爬乱跳,难以静坐;上学后,上课注意力不集中,不能安静,东张西望,爱做小动作,影响课堂秩序,学习成绩差,经常考试不及格;平素多烦躁不安、夜惊、盗汗。查体:见形体偏瘦,面色萎黄,舌红,少苔,脉细数。诊断为儿童多动症。证属脾肾双亏、心肝火旺。采用安神益智散,每次5g,适量蜂蜜调服,日2次,连服30d,患者情绪较前稳定,多动情况好转。半年后多动症状基本消失,上课注意力集中,学习成绩明显提高，夜寐安。后追踪1年无复发。

益智散……治疗儿童多动症

黄　斌、黄　浩、范俊玲医师(郑州市管城中医院,邮编:450004)采用益智散治疗儿童多动症,系统观察了多例患者,均取得较好疗效。

【绝技妙法】

中医认为本病属于"健忘"等范畴。《素问·生气通天论篇》云:"阴平阳秘,精神乃治"。小儿禀赋薄弱,形神不足,阴阳稚弱等素质是本病的内因,因产时受伤,后天护养不当,则是本病的诱因。其主要病机是脏腑阴阳失调,阳有余而阴不足。故本病表现阴虚为本,阳盛为标,病变涉及心、肝、脾、肾多个脏器。

针对本病之病因病理,肾阴不足,髓海失充,阴虚不能制阳而心火偏亢,肝木失荣。治疗儿童多动症应以调整阴阳为根本治则。故用滋补肝肾,开窍益智,宁心安神之法。

【常用方药】

益智散药物组成:熟地30g,茯神15g,远志10g,山萸肉15g,五味子5g,白芍15g,生龙骨、生牡蛎各30g,黄柏10g,甘草5g,淮小麦100g,红枣5枚。以上各味经煎煮、提取、浓缩、烘干、粉碎成细粉备用,每次10g,1d2次。

益智散中熟地为君滋补肝肾之阴,填精充髓;茯神、远志、龙骨、牡蛎为臣安神宁心益智;佐药山萸肉、五味子、白芍助主药滋阴精以养肝阴,补肾健骨以充脑髓;黄柏清自下犯上之阴火,火清则水得坚凝,不补而补;另借甘草、小麦、大枣取其养心宁神,甘润缓急之用,培脾不足,制肝有余。

药物治疗是一个较好的治疗方法,但应与良好的教育、正确的心理指导相结合,家长、老师要耐心引导教育,不宜操之过急,更不能歧视,要注意调节其情志活动,使之逐步由多动向自制转化。

【验案赏析】

吴某,男,12岁。1993年3月5日初诊。患儿8岁时,经常好动,不爱学习,起初认为是小孩淘气,未予治疗,后小孩成绩屡屡下降,上课学习注意力不集中,多动不安,情绪易激动,才到某院诊治,效果不佳而来院就诊。刻下:患儿反应迟钝,记忆力差,语言不连贯。心、肝、脾、肺、肾正常,翻手试验(+)。头部CT提示大脑发育不良。舌质红、苔薄白,脉细数。证属肝肾亏虚型。治宜滋补肝肾,开窍益智。服用益智散,每次10g,每天2次。服药9个月后二诊:上述症状明显减轻,智商明显提高,能静坐下来听讲,注意力较为集中。继服药3个月后三诊:注意力集中,学习成绩进步较快,反应灵敏,记忆力增强,语言连贯,而停药观察。随访1年未出现异常。

中药抑肝调脾熄风剂……治疗儿童抽动障碍

陈列红(江苏省中医院,邮编:210029)、虞琳医师采用中药抑肝调脾熄风剂治疗儿童抽动障碍,并与西药氟哌啶醇治疗进行疗效对照观察,结果收效满意。

【绝技妙法】

中医学认为,本病属"肝风"、"瘛"、"搐搦"等范畴,病机为阴虚阳亢、肝风内动。临床观察多数患儿尚存在体弱脾虚、肝血不足之本象。脾胃气虚,后天之本薄弱,则纳少挑食,面黄瘦小;肝血不足、血虚动风,则筋挛、肉瞤;"高巅之上唯风可到",故本病往往以点头、挤眉、弄嘴、耸肩、面颈部肌肉抽动最为常见;风性善行而数变,本病发病部位常变化不定,反复发作,症状波动。治疗当培土抑木,熄风安神,肝脾同治。

治疗方法:

在心理疏导、避免诱发因素的基础上,进行药物治疗。采用中药养肝调脾、熄风安神方化裁治疗。

【常用方药】

基本药物组成:钩藤 15g,蝉衣 10g,制僵蚕 10g,天竺黄 8g,羚羊角粉 2g,炒当归 8g,白芍 12g,熟地 10g,熟枣仁 12g,木瓜 10g,制苍术 6g,白术 10g,茯苓 15g,炒陈皮 5g,甘草 5g。

随证加减:

抽动甚者,加威灵仙 12g,全蝎粉 2g;纳差者,加炙鸡内金 8g,山楂 10g;脾虚著者,加党参 10g,淮山药 10g;阴虚甚者,酌选炙龟版 10g,炙鳖甲 10g,山萸肉 5g,黄精 10g;肝热重者,加青蒿 10g,夏枯草 10g;肾虚明显者,酌选益智仁 10g,菟丝子 10g,仙灵脾 10g,鹿角胶 10g。

服用方法:

上方水煎服,每日 1 剂,分 2 次服用。均连续用药 3 个月后,观察疗效及副作用。

中药抑肝调脾熄风剂在《医宗金鉴》补肝汤基础上加用调脾健运、熄风安神之品。方中当归、白芍、熟地、木瓜养血柔肝以熄虚动之风;钩藤、羚羊角粉平肝抑肝以镇上扰之风;蝉衣、僵蚕、天竺黄化痰熄风;苍白术、茯苓、陈皮、甘草益气健脾而利生化之源;枣仁养心安神。诸药合用,共奏抑肝调脾、熄风镇惊、养心安神之功,且中药疗效与西药氟哌啶醇相似,既无西药的毒副作用,又能明显改善食欲、睡眠等伴随症状,起到整体调理体质之功效,故易被患者及家长接受。

养阴熄风……治疗儿童发声性抽动障碍

肖挹、冯春丽医师根据多年临床经验,认为小儿发声性抽动障碍责之于肝肺,其病机为木侮金,肺阴伤,治以清肝平肝,清肺润肺,临床效果显著。

【绝技妙法】

中医古代文献没有"抽动障碍"病名记载,其相关症状归属慢惊风、筋惕肉眴、肝风、天钓等范畴,散见在各家论述之中,普遍认为与肝、脾、肾功能失调,风、火、痰内扰关系密切。肝肺关系失常,则肝气亢逆,金鸣异常。从五行亢害承制角度,认为小儿发声性抽动障碍应责之于肝肺,根本病机为木侮金。小儿肺脏尤娇,不耐寒热,稍有不慎,易受邪侵;同时,小儿阴常不足,阳常有余,所患热病最多,火热之邪最易伤津耗气。若小儿寒温失宜,外感热病,灼伤肺阴,或外感疾病治疗不彻底,余邪不尽,肺阴耗伤,肺金虚弱,不仅不能克肝木,反被木侮,肝木生风,肺金不利,发声抽动,表现为清嗓、咳嗽、吸痰、吸鼻、哼声、吠叫声等,或复杂性发声,如重复语言、模仿语言、秽语等异常发声。

治疗方法:

小儿发声性抽动障碍治疗方法当清肺润肺以养阴,清肝平肝以熄风,方以清燥救肺汤加减,临床效果显著。

【常用方药】

基本方剂:生栀子、龙胆草、北沙参、霜桑叶、天冬、麦冬、炙枇杷叶、杏仁、生石膏。

方中霜桑叶入肺肝二经，为"肺家肝药"，不仅有清肺润肺之功，还有清肝热的作用，为君药。北沙参、天冬、麦冬性味甘寒，润肺清肺，肺阴得养，则不惧肝火克伐，肺金和利，发音正常；生栀子、龙胆草性味苦寒入肝经，清肝泻火，使肝火不旺，无伐金之虞，以上5味共为臣药。生石膏辛甘大寒，清泄肺热以生津；杏仁、炙枇杷叶宣肺降气以止咳祛痰，3味为佐药。

随证加减：

频繁眨眼，加红花、蝉花、夏枯花、白菊花、密蒙花等清肝熄风；耸鼻、歪嘴、抬肩、摇头等头颈部肌肉抽动，加琥珀末、珍珠母、白僵蚕、露蜂房、钩藤等开窍熄风止痉；抽动症状严重者，合止痉散加强止痉熄风之效；喉中痰鸣者加黛蛤散、川贝母化痰止咳；伴睡眠不安，烦躁易怒者，加甘麦大枣汤，取其养心调肝、除烦安神之功。

【验案赏析】

舒某，男，11岁，2007年1月16日因清嗓半年余伴耸鼻1月就诊。不自主的、反复发作清嗓、耸鼻动作，睡眠时消失，激动、兴奋时加重。咽无红肿，大便干，舌质红，苔白，脉细数。诊断为小儿抽动障碍。辨证为肺阴受伤，风阳上扰。治以养阴清肺，熄风止痉。处方：北沙参12g，霜桑叶12g，天冬9g，麦冬9g，炙枇杷叶10g，琥珀末（包）12g，白芍12g，刺蒺藜12g，全蝎4.5g，龙胆草9g，藏青果12g，胖大海3枚，大枣3枚，钩藤8g，蝉花10g，红花6g。以上诸药水煎服，煨沸后再熬25min，日服4次，每次150mL。服药2周症状明显减轻，2007年1月30日复诊前2d受凉感冒，清嗓、耸鼻又有加重，鼻塞流涕，咳嗽有痰，咽痛，无发热，大便干，舌红苔白厚，脉数，咽充血，扁桃体Ⅱ度肿大。此是外感风热，灼津为痰，肺阴更伤,急则治标。药用:大青叶10g,蒲公英10g,银花10g,连翘10g,青黛(包)12g,海蛤粉12g,生栀子10g,龙胆草9g,麻黄7g,生石膏14g,炙枇杷叶10g,白僵蚕10g,杏仁10g,藏青果10g,木蝴蝶5g,马勃12g。药煨沸后再熬15min,服法同前。

2007年2月6日复诊:患儿感冒愈,清嗓、耸鼻明显,扁桃体Ⅱ度肿大不充血,大便调,舌红苔白厚腻。感冒既愈,当养阴清肺,熄风止痉。药用:北沙参15g,霜桑叶12g,天冬10g,麦冬10g,炙枇杷叶10g,马勃12g,白僵蚕8g,龙胆草9g,露蜂房10g,青黛(包)12g,海蛤粉10g,藏青果10g,桔梗12g,钩藤8g,胖大海4枚,大枣4枚,煎服同初诊。巩固治疗30余剂,诸症平熄。随访至今,抽动未发作。

针刺为主……治疗儿童精神发育迟滞

李慧敏医师(广东省中山市博爱医院,邮编:528400)对精神发育迟滞的儿童进行综合评定和针刺康复治疗,收到满意效果。

【绝技妙法】

儿童精神发育迟滞属于祖国医学的"昏塞"、"视无情"。隋·巢元方曰:"人有禀性阴阳不和,而心神昏塞者,亦有因病而精彩暗钝,皆由阴阳之气不足,致神识不分明。"血者,人之神。头者,人神所注。因为先天禀赋父母,精血不足,则脑髓空虚,脑髓空虚则不能主宰神明,即不能主宰精神思维活动。正如清代名医唐容川所云:"精以生神,精足神强,自多伎巧。髓不足者,力不强,精不足,智不多。"

治疗方法:

主要采用针灸治疗,以百会、颞三针、额三针、枕三针、外关、合谷、足三里、三阴交、太冲,1.5 寸毫针直刺,补法,留针 40min。配合神经发育疗法和语言认知训练,每天训练 1 次,每次 40~50min。针灸和训练半年时间后,分别对患儿进行评定。

采用针刺为主的方法,配合精经发育疗法、认知语言训练,能有效地减少或减轻该病症状的发生,明显提高精神发育迟滞患儿认知、语言和运动功能,干预得越早,坚持的时间越长,越能缩短患儿与正常儿的差距。

治疗所采用针刺百会、颞三针、额三针、枕三针、合谷、太冲,醒脑开窍,采用足三里、三阴交、外关以滋补肝肾疏通经络,二者合用则生精补髓,安神开窍,致使精能生神,精足智多。

针刺加训练……治疗儿童精神发育迟滞

胡秋炎、丁晓霞(安徽中医学院一附院,邮编:230031)、魏 玲医师在临床实践中依据其临床表现,综合生理学、病理学、经络学、康复学等相关理论制定了补肾填精、开窍益智、活血化瘀针刺法,配合诱导式训练治疗精神发育迟滞儿童,取得较满意疗效。

【绝技妙法】

治疗方法:

(1) 针刺疗法

主穴:神庭、上星、百会、脑户、脑空、肾俞、三阴交、绝骨;配穴:阳陵泉、足三里、风池、风府、太溪、通里、血海、颞三针、语言二、三区。每周 5 次,主穴每次均针,配穴每次 5~7 穴,交替使用,头针留针 2h, 体针不留针。

(2) 诱导式训练

采用自创的作业学习训练法,即根据各患儿年龄、病情、智能迟缓程度,进行语言、认人、识字、认物、数数、计算、日常生活(如大小便、饮水吃饭、刷牙、洗脸、穿衣袜等)及唱歌、背简单诗句等训练,由简至繁,由易到难进行训练,每周5次,与针刺同时进行。治疗为3个月1个疗程。

针刺疗法处方中取督脉诸穴通督健脑,强髓益智;取肾俞、三阴交、太溪、悬钟诸穴补肾填精,使肾精足则髓海充,且精气充则气血调畅,瘀滞自除;辅以血海、颞三针等穴可以改善脑部血液循环,增强脑组织代谢,活化脑细胞;诸穴合用既能补肾健脑以固其本,又能活血开窍以治其标。针刺加诱导式训练治疗本症,对患者智力发育迟缓有明显改善作用,且优于西药对照治疗组,差异极显著。

教育训练是治疗精神发育迟滞的疗法之一,胡秋炎、丁晓霞等医师根据中医基础理论,依照各患者的具体情况,采用因势利导的诱导式训练,既体现辨证施治,因人因时因病制宜,又有规律按量步骤,循序渐进地对患者进行寓治于乐的训练方法,经临床观察患者能够配合,且对提高其康复水平亦有裨益。

针刺……治疗精神发育迟滞儿童

王连基、崔集祥医师(兰州残疾儿童康复中心,邮编:730000)通过针刺治疗了精神发育迟滞患儿,取得了一定疗效。

【绝技妙法】

精神发育迟滞相当于中医学的痴呆、五软、五迟等,多由于先天禀赋不足,心神脑髓失于充养或因产伤,或感受外邪引起心肾气机紊乱，心神失养，脑髓空虚而致。

治疗方法：

主穴：取四神聪、风池、内关、合谷、足三里；配穴：语言障碍加哑门、通里、廉泉，反应迟钝加神门、大钟，多动者加太冲透涌泉、合谷透劳宫，遗尿者加关元、肾俞。

毫针刺入穴位得气后留针 0.5h，间隔为 10min 行针 1 次，好动者泻，好静者补，无明显阴阳偏胜者平补平泻。主穴每次使用，配穴随证加减，隔日 1 次，1 个月为 1 个疗程，连续治疗 3 个疗程，中间间隔 7d。治疗结果，各种症状、体征明显改善，对外界反应较为灵敏为显效；症状，体征有所改善，对外界反应较前灵敏为好转；治疗 3 个疗程无改善者为无效，结果治疗 10 例患儿，显效 5 例，有效 3 例，无效 2 例。

《灵枢·海论》曰："脑为髓海，其输上在于其盖"。四神聪位于巅顶部百会穴前后左右各 1 寸，位当其"盖"乃脑之"输"所在，取之可以聪神益智，调整髓海经气。风池为胆经要穴，又位于督脉旁，刺之可配合四神聪促进脑府的功能改善。内关为心包经络穴，取之可宁神养心。合谷则能镇静安神，祛风通络。足三里为强壮要穴，对于大脑发育不全具有良好的促进作用。诸穴相伍共奏聪明益智，养心健脑之功效。

【验案赏析】

鲍某，女，6 岁。因智力低下，多动而接受治疗，患儿神志清楚、五官端正。生活可自理，能单独上、下楼，但智力低下，反应迟钝，不知自己年龄、好动。四肢肌力 V 级，肌张力适中，腿反射对称、适中，病理反射未引出。取穴：四神聪、风池、内关、神门，平补平泻；太冲透涌泉、合谷透劳宫，采用泻法，隔日 1 次。3 个疗程后患儿反应较治疗前灵敏，多动症状明显减轻，语言能力明显改善。主动性增强，自控力增强。

靳三针疗法……治疗儿童孤独症

罗广锋、卢志荣（广东省银行医院靳三针治疗中心，邮编:510095）、刘刚医师采用靳三针方法治疗儿童孤独症，收到较好效果。

【 绝技妙法 】

儿童孤独症的病因病机为先天不足，肾精亏虚，心窍不通，神失所养，肝失条达，升发不利。孤独症的病位在脑，与心、肝、肾密切相关。肾为先天之本，主生脑髓，脑为髓之海，肾精亏虚则髓海不足、元神失养，肾开窍于耳，肾病则耳不和，故患儿听而不闻。心主神志，舌为心之苗，心开窍于舌，心窍不通则神志不明，言语不利。肝藏魂，主情志，开窍于目，肝失条达则患儿情绪不宁，目不视人，性格怪异。临床主要表现为目不视人、闪烁不定、不认亲疏、不善交际、表情淡漠、听而不闻、不能言语或言语重复、发音怪异或独自言语难以理解，行为奇异、刻板定式、迷恋物品、常有异能。

治疗方法：

患儿坐位，主穴：四神针（百会前后左右旁开1.5寸）、颞三针（耳尖直上入发际2寸为颞1针，同一水平前后各1寸为颞2针、颞3针）、智三针（神庭、本神）、手智针（内关、神门、劳宫）、太冲、涌泉、太溪。

随证加减：

舌肌不灵活、发音困难、吐字不清加舌三针（廉泉及廉泉左右旁开1寸）；病程较长、症状较重、5岁以上的患儿可加足智针〔涌泉、泉中（足趾关节和足跟连线中点即足心位置）、泉中内（泉中内侧旁开1寸)〕、启闭针(水沟、少商、隐白);多动明显可加申脉、照海。

选用0.30mm×25mm华佗针灸针。头部平刺,进针15~20mm,四肢部根据具体部位进针10~20mm,留针30min,每10min捻转1次,平补平泻手法,治疗6d,休息1d,治疗12次为1个疗程。

根据中医辨证论治和靳瑞教授多年治疗儿童脑病的经验,罗广锋等医师采用靳三针疗法治疗儿童孤独症。临床取穴四神针在督脉和膀胱经上,可以振奋一身之阳,升阳气以达病所;颞三针的部位是足少阳胆经和手少阳三焦经所过之处,双侧颞三针齐用可以鼓舞少阳升发之机,加强脑部血液循环,促进儿童生长发育;智三针主治神志不清,智力低下;手智针具有宁心安神之功;足智针是开窍醒神、上病下治的经典处方;太冲是肝经原穴,条达肝气,升发气机,以畅情志;太溪为肾经原穴,填精益髓,大补元神之府;舌三针为局部取穴,加强气血循环;启闭针选取十三鬼穴,以治久病顽疾。诸穴合用,共达填精益髓、宁心安神、条达情志的目的。

针刺为主······治疗儿童孤独症

李慧敏医师(广东中山市博爱医院儿童康复中心,邮编:528400)采用针刺为主,结合感觉统合训练、语言训练治疗儿童孤独症,疗效满意。

儿童孤独症因先天禀赋不足,致脑髓空虚,阴阳不和,精髓空虚则不能主宰神明,即不能主宰精神思维活动。

【绝技妙法】

治疗方法:

(1)针灸治疗

穴取百会、神庭、额三针、颞三针、内关、合谷、足三里。

针刺方法：用1寸毫针与头皮成45°角沿头皮刺，其余直刺，留针45min，期间采用捻转手法行针2次。

以上治疗采用百会、神庭、颞三针、额三针、内关、合谷，醒脑开窍，采用足三里以滋补肝肾，合用则生精补髓，安神开窍。

(2) 感觉统合训练

包括滑板训练、滑板爬、独脚椅、平衡台。

(3) 语言训练

包括发音训练、言语模仿、语言理解、行为矫正。3个月为1个疗程，一般治疗1个疗程后统计疗效。

【验案赏析】

赖某，男，2岁7个月，初诊时间：2001年10月8日。病史：患儿足月顺产，无窒息史，不会讲话，多动，不易同小朋友玩，无目光注视，喜欢绕圈子跑，听而不闻，好像聋子。实验室检查：CT未见异常，脑电地形图中度不正常，脑干诱发电位正常，克氏量表评分21分。诊断：儿童孤独症。予针刺百会、神庭、额三针、颞三针、内关、合谷、足三里，感觉统合训练及语言训练，治疗3个月。复查结果：患儿会叫爸爸、妈妈，能够和小朋友一起玩，可以坐在椅子上停留2min，有目光注视，呼唤患儿的名字，可以有反应。克氏量表评分10分。临床症状明显好转。

九、癫　痫

中医为主……治疗癫痫小发作

　　杨杏林医师(上海市中医文献馆,邮编:200020)应用中医为主,观察治疗癫痫小发作,取得较好疗效。

【绝技妙法】

　　中医认为癫痫是因先天禀赋受损,气血瘀滞,或惊恐劳伤过度,肝脾肾三脏功能失调,使痰壅风动,上扰清窍而致。患者每有积痰于内,若遇情志、饮食、劳累、邪热等情况,"以至脏气不平,经络失调,一触积痰,厥气风动,卒焉暴逆,莫能禁止。"(《临证指南医案》)所以治疗时多以治痰为主,辅以熄风、清热、化瘀、补虚等法。

　　癫痫致病之痰与一般痰邪有所不同,具有随风气而聚散和深遏潜伏,胶固难化的特性,非一般治痰之法和祛痰、化痰药所能涤除。痰为津气所聚,凝着既久,裹结日深,即成胶固难拔之势。癫痫患者久发难愈,缠绵不止的病理基础,正是此胶固于心胸脑络之间的"顽痰"所致。诚如喻嘉言所言:"浊痰溢于上窍,久久不散,结为窠囊……生长则易,剥落则难。"

　　治疗结果显示,以辛热开破消痰法为主结合具有调气化瘀的疏肝导痰汤治疗癫痫小发作具有较好的临床疗效,临床总有效率达到82.76%。同时显示,中西医结合组的近期疗效和远期疗效均优于单纯中医治疗组,表明中西医结合治疗癫痫,特别是对服用西药后效果不很明显者,加服中药,结合治疗,可以收到提高西药疗效的效果,达到控制发作的目的,有着较好的前景。

【常用方药】

癫痫二号丸即是针对癫痫"顽痰"遏伏胶痼,形成窠囊之势,故治以温药开导,涤除痰邪,采用辛热开破消痰法,选用川乌、南星、半夏、生姜等大辛大热,通经走窜的药物,以推动气化,捣散胶固,开闭塞之气机,破聚积之痰邪;配伍白附子、蜈蚣通络熄风;川芎辛香行散,活血行气祛风;白芍、黑豆既柔筋缓急,又监制乌附星夏等过于辛燥。从而达到破窠囊、散痰结、熄风邪、止痉挛的作用。

痼痰遏伏,形成窠囊,必瘀阻气机,《冯氏锦囊秘录》说:"善治痰者,不治痰而治气,气顺则一身之津液亦随气而顺。"故在涤痰中还必须注重调气机,化瘀滞。本组在辨病治疗的基础上,同时根据癫痫小发作临床以失神失意为主,多无明显肢体抽搐的特点,并结合癫痫发作多有痰气相搏,气机逆乱和脑络瘀阻的病机规律,给予疏肝导痰汤煎服,其中青皮、柴胡、木香疏肝以调气;丹参、桃仁理血以化瘀;龙牡、钩藤、全蝎熄风安神;菖蒲、远志、郁金化痰开窍,全方组合具有涤痰调气化瘀功效。

癫痫属于神经系统慢性疾病,需要较长时间的正规服药治疗,即使发作经治疗后得到控制,也仍需坚持服药相当阶段,同时注意起居的调摄,以巩固疗效,防止复发。

中医……治疗老年癫痫痴呆症

冯兆瑞医师(江苏理工大学医院,邮编:212013)在临床上遇到一些癫痫痴呆的患者,经过中医辨证论治,已取得了较为满意的疗效，现将在临床上治愈经验总结如下。

【绝技妙法】

老年癫痫痴呆属于脑系疾病。其病因病机可分为风、痰、惊、气血和先天因素几个方面，病变部位与肝、脾、肾三脏关系最为密切。七情失调是形成本病的重要原因，但从目前来看，该病报道不多，辨证尚无统一，有从肝论治，有从脾论治，有从心论治，有从痰论治，有从肾论治。根据临床经验，此类病证可分为肝肾亏虚、脾胃两虚、痰浊阻窍、气滞血瘀等多种类型，其中肝肾亏虚较为多见。此类病证需采用辨病与辨证相结合的原则，在辨病有效方药的基础上，再结合辨证以利提高疗效。

【常用方药】

中医认为脑为髓海，赖肾精充养。老年癫痫痴呆多为癫痫病多年，年老体弱，肝肾俱亏，肾精不足，髓海失养，兼气滞痰浊，瘀血阻滞经络所致，故在临床上多见精神异常，肢体瘫痪，震颤抽搐等。为此，常用大补元煎、天麻钩藤饮、补阳还五汤、归脾汤、菖蒲郁金汤等方加减。药用生地、山萸肉、鳖甲、龟版、天麻、钩藤、龙骨、牡蛎等补益肝肾，滋阴潜阳，平肝熄风；用黄芪、党参、白术、茯苓、山药等补气健脾；菖蒲、郁金、远志等豁痰开窍安神；陈皮、半夏、厚朴、香附等理气化痰通络；桃仁、红花、当归、赤芍活血祛瘀开窍。另外还配合心理治疗、饮食调养、针灸等方法，以缩短治疗周期，提高疗效。

【验案赏析】

案 1：肝肾阴虚

高某，男，70 岁，干部。于 1990 年 3 月建立家庭病床。家属代诉患者于 1966 年 4 月在从南京给学院运送树苗途中突然发病,意识丧失,两目上视,口吐白沫,四肢抽搐,小便失禁,历时约半小时,经当地市级医院住院治疗确诊为癫痫病。出院后经常服用苯妥英钠、卡马西平等药,病情仍未彻底控制,经常犯病,短则 10 天半月,长则数月发作 1 次。先后住院 3 次,未见彻底好转。于 1989 年 12 月 10 日癫痫大发作后卧床不起,左侧上肢瘫痪,腰膝酸软,小便失禁,送某医院住院治疗 2 个月,有所好转出院。但留下后遗症,左侧上肢不能抬举,腰膝酸软,仍不能下床活动,于是请我院中医每天上门诊治。诊:患者面色少华,表情呆板,语言謇滞不利,急躁易怒,夜寐不宁,左侧上肢不能抬举,腰膝酸软,小便失禁,大便干燥,舌质红,舌苔厚腻,脉细数。证属肝肾阴虚,肝阳上亢。治宜滋补肝肾,滋阴潜阳。

处方:熟地 10g,山萸肉 10g,枸杞子 15g,龟版 15g,鳖甲 15g,赤白芍 15g,山药 16g,丹皮 10g,当归 10g,天麻 12g,钩藤 12g,火麻仁 10g,肉苁蓉 10g。

上方服半月能知大小便,大便通润。祛火麻仁、肉苁蓉,加菖蒲 10g,郁金 10g,共起豁痰开窍的作用,再服半月后,能简单地回答医生的提问,左上肢能轻微上抬。再继服 1 个月,能下床走动,能自解大小便,情绪稳定,讲话较前清楚,但反应比较迟钝。又服 1 个月,已能下床到室外走动,记忆力基本恢复正常,能清楚与医生交谈。患者原有癫痫病,为巩固疗效,继服定痫丸两个半月。前后疗程近半年,至今未再复发。

【按语】患者年老体弱,癫痫多年,肝肾俱虚,精血不足,不能上养脑髓,脉络空虚则痴呆,神志异常,脉络瘀阻,筋骨肌肉失养则肢体瘫痪,用熟地、山萸肉、鳖甲、龟版滋补肝肾,天麻、钩藤平肝熄风,当归、白芍滋阴补血,菖蒲、郁金豁痰开窍,山药健脾,丹皮清泻肝火。共同起到滋补肝肾,滋阴潜阳,豁痰开窍的作用。

案 2: 脾虚痰阻

奚某,女,35 岁,工人,1990 年元月 10 日初诊。患者原有癫痫病多年,每次月经前发作 1 次,经中医治疗,发作次数比原来减少,但仍未彻底控制,有时劳累、情绪激动后容易发作。近 2 个月来,自觉精神疲乏无力,走路不稳,语言不利,左侧肢体静止时震颤,善叹气,记忆力明显减退,心烦失眠,食欲不佳,经期提前,量少色淡,舌体胖,质淡,舌苔白腻,脉细滑。证属脾虚痰阻脉络。治宜益气健脾,化痰通络。

处方:黄芪 30g, 党参 20g, 白术 12g, 茯苓 12g, 陈皮 13g, 半夏 10g, 菖蒲 10g, 远志 10g, 酸枣仁 (炒)15g, 当归 12g, 天麻 10g, 钩藤 10g, 甘草 10g。

上方 10 剂后,患者自觉走路较前有力,能入睡。再继服 10 剂,肢体震颤已止,能清楚与医生谈话。为巩固疗效,再服 10 剂后,已恢复记忆,食欲增加,体力恢复正常。诉服定痛丸 2 个月,病已痊愈,至今未再复发。

【按语】患者癫痫多年,起于肝气郁结,肝气郁则木克土,使脾虚不能运化水湿,积湿生痰,痰浊积于胸中,蒙蔽清窍,使神明不清,故痴呆诸症丛生。采用益气健脾,化痰通络,经过半年多时间治疗,患者神志、体力已恢复正常。

案 3: 孙某,男,60 岁,1986 年元月 7 日初诊。患者因骑自行车下坡摔倒导致脑外伤,住院 2 个月,前额留下蚕豆大小凹陷痕迹,上肢时有抽搐,西医诊断为 "脑损伤伴癫痫局部发作"。近 2 个月来精神欠佳,头痛加重,头晕目眩,急躁易怒,遇事善忘,失眠多梦,语言不利,上肢抽搐加重,请中医上门诊治,舌质紫暗,舌苔薄白,脉弦涩。证属气滞血瘀阻脑。治宜:活血祛瘀开窍,理气化痰止抽。

处方:柴胡 12g, 当归 12g, 川芎 10g, 赤白芍各 12g, 桃仁 10g，红花 10g，龙骨 10g，牡蛎 10g，天麻 10g，钩藤 10g，陈皮 10g，半夏 10g，全蝎 10g，僵蚕 10g。

上方服半月，头痛已止，头晕目眩明显好转。再服半月，上肢抽搐已止，去僵蚕、全蝎继服半月，讲话清楚，记忆力恢复。为巩固疗效再服 1 个月，基本痊愈。至今未复发。

【按语】患者脑外伤使血瘀脑络，脑海失养，神气逆乱。王清任曰："高年无记性者，脑髓渐空……脉络阻滞，脑海失养，则神志活动异常，瘀血阻络则肢体麻木，抽搐，痿废不用。"因此，用活血祛瘀开窍，理气化痰止抽是对脑外伤引起癫痫痴呆的重要治疗方法之一。方中柴胡疏肝理气；当归、桃仁、红花、川芎、赤芍活血祛痰通络；龙骨、牡蛎、天麻、钩藤、僵蚕、全蝎平肝祛风止抽；陈皮、半夏顺气化痰。经过两个半月治疗已基本痊愈。

柴胡加龙骨牡蛎汤……治疗脑卒中后癫痫

徐　楠、王秀君医师（辽宁省大连市中医医院，邮编:116013）采用柴胡加龙骨牡蛎汤配合卡马西平口服治疗本病，取得较好疗效。

【绝技妙法】

癫痫中医学称为"痫病"，其病因不外风、火、痰、瘀四个方面，并与心、肝、脾、肾关系密切，而火炎风动，痰浊瘀阻，脉络不通，气机逆乱，脏腑失调，阴阳失衡，蒙闭清窍，神明失守为病机关键。治宜清热平肝、豁痰开窍、镇惊息风、通经活络、活血化瘀、补脾益肾为主。

治疗方法：

均予卡马西平片 200～600mg,分 2～3 次口服。治疗组加用中药,以柴胡加龙骨牡蛎汤化裁。

【常用方药】

药物组成:柴胡 15g,黄芩 10g,半夏 10g,党参 25g,桂枝 10g,茯苓 10g,生龙骨(先煎)30g,生牡蛎(先煎)30g,生大黄 5g,桃仁 10g,生姜 5g,大枣 12g,石菖蒲 10g,远志 10g,瓜蒌 30g,白芍 25g。由中药煎药室制成 150mL 煎剂 2 袋,每次 1 袋,每天 2 次温服。

柴胡加龙骨牡蛎汤具有和解少阳、调畅气机、镇心安神之功。现代研究也证实柴胡加龙骨牡蛎汤具有镇静、催眠、安神作用。本方为小柴胡汤之变方,方中柴胡、黄芩清解肝胆之郁热,调畅气机;加桂枝配柴胡使内陷之邪得从外解;加龙骨、牡蛎镇肝胆、安心神、止烦定惊;茯苓安神定志;半夏、生姜化痰以开心窍;党参、大枣益气扶正;大黄清热通腑化瘀;桃仁活血化瘀;石菖蒲、远志豁痰开窍;白芍养阴柔肝缓急;瓜蒌清热化痰。全方配伍合理,因而收效确切。

风引汤······治疗小儿癫痫

刘玉珍、魏小维医师(天津中医药大学第一附属医院,邮编:300193)应用风引汤化裁治疗小儿癫痫,收效显著。

【绝技妙法】

中医学认为,小儿癫痫病因多端,但以风、痰、惊、热为主要因素。小儿由于气血未充,神识怯弱,"肝常有余,脾常不足",一触诱因,肝气有余易致气结生风,脾受克伐易聚湿成痰,风痰相搏,扰动心神,蒙蔽心窍则发癫痫。

【常用方药】

风引汤药物组成：大黄、干姜、龙骨（先煎）各12g，桂枝9g，甘草、牡蛎（先煎）各6g，寒水石、滑石、赤石脂、白石脂、紫石英、生石膏各18g。每日1剂，水煎服200mL，分2~3次服用，连续服用1年。因惊吓而发病者加远志、炒枣仁各10g；体虚明显者加黄芪15g。

风引汤出自《金匮要略》，具有清热泻肝，镇惊熄风之功效，在临床上应用本方化裁治疗小儿癫痫疗效显著。方中石膏、寒水石、滑石、赤石脂、白石脂、紫石英等重镇之品以清热熄风；龙骨、牡蛎介类之咸寒以潜阳；大黄泄热从浊道出。诸药寒凝，故伍姜、桂之辛温通络而护胃气。本方寒温并用益心阴以镇心阳，熄风火而涤邪热，乃为益攻兼施之法，能有效控制癫痫发作。

【验案赏析】

李某，女，15岁。2001年6月20日首诊。病史：9年前患儿之父骑自行车驮带患儿，不慎将患儿从自行车摔下，即刻出现神志不清，四肢抽搐，两目上视，口吐涎沫，约3~4min自行缓解，当时头部无明显外伤，遂送至天津市某西医医院，查CT(-)，经对症治疗患儿好转，但后1个月无明显诱因又发作抽搐1次，症状同前，遂在外院查脑电图示慢棘－慢综合波，诊为癫痫，曾先后服用卡马西平及中药治疗，控制不佳，仍20~30d发作抽搐1次，发作多呈突然发作，发作时见神志不清，四肢强直抽搐，双目上吊，口吐涎沫，持续3~4min自行缓解，发作停止后多有头痛、乏困嗜睡，其他无异常所见。查舌红苔黄，脉弦滑。脑电图示：散在棘－慢综合波。诊为癫痫，属痰热挟惊型，治以清热涤痰，镇惊熄风。处方用风引汤化裁：

大黄 12g, 干姜 6g, 桂枝、甘草各 9g, 龙骨 (先煎)、牡蛎 (先煎)、寒水石、滑石、赤石脂、紫石英各 15g, 生石膏 30g, 炒山栀、远志、炒枣仁各 10g。每日 1 剂,水煎服 200mL,分 2~3 次服用。治疗 1 年未见发作,再连续服药 1 年而愈,复查脑电图正常。观察 1 年未见反复。

【按语】在药物治疗的同时,也非常重视心理治疗,与患儿及家属交流,彼此建立信任与理解,介绍本病的一些相关知识,使家属及患儿共同配合,尽量避免可能诱发本病发作的诱因。

自拟"止痫散"……治疗小儿癫痫

薛 辉医师 (河南省南阳中医药学校,邮编:473061) 运用"止痫散"辨证治疗小儿癫痫疗效满意,并在治疗过程中可停服西药。

【绝技妙法】

中医认为:癫痫的病因有先天之阴不足、胎中受惊、痰阻窍道、血滞心窍及惊后成痫等,外感发热、情绪紧张、过度疲劳、声光刺激等也可诱发本病。其病机多为内外诸因导致风痰上涌、邪阻心窍、内乱神明、外闭经络而致。其病位在心、肝、脾、肾四脏。

【常用方药】

"止痫散"组成:天麻 80g, 全蝎 60g, 当归 150g, 郁金 50g, 胆南星 20g, 炒僵蚕 90g, 炙甘草 60g。用法用量:以上各药共为细末,每次服用 2 ~ 3g, 以温开水送服。重者每日服 2 ~ 3 次,轻者每日服 1 ~ 2 次。

随证加减：

在治疗癫痫过程中，常以汤剂与"止痫散"配合应用，以散剂长期服用，汤剂则间断服用，一般在发作时配合使用以增强药效。汤剂亦以"止痫散"为基础方，药量加以调整。处方：天麻 6g，全蝎 4g，当归 15g，胆南星 5g，郁金 6g，僵蚕 6g，炙甘草 5g。若痰多、舌苔白腻、脉滑者加陈皮 5g，姜半夏 6g，川贝母 6g；顽痰不化加礞石 5g；肝火旺而心悸善怒、舌质红、脉弦者加生地黄 15g，白芍 12g，生石决明 15g 或珍珠母 20g；肾虚腰酸者加枸杞子 9g，菟丝子 9g，续断 15g；血虚面色苍白、舌淡、脉细者加何首乌 15g，桑寄生 15g，鸡血藤 15g；心悸惊恐、睡眠不宁加麦冬 9g，五味子 5g，生龙骨 15g；大便稀薄加茯苓 15g，蚕砂 15g；大便秘结者加肉苁蓉 15g 或制大黄 6g；血滞心窍者加丹参 6g；乳食停滞者加神曲 9g，炒薏苡仁 6g，鸡内金 5 g。

方中天麻甘平入肝经，为祛风镇痉之主药，且有消风化痰、治血脉之功；全蝎入肝经搜风以定搐，与天麻相得益彰；风之由来血少，血少而生风，肝风内动则眩晕抽搐，所以用当归以养血活血，而收到血行风自灭的效果；治痫之法，首先治痰，胆南星性味苦凉、清热化痰、熄风定惊，为治痫之要药，化痰而不温，熄风而不燥；并以炙甘草解毒，调和诸药，且固中焦而助当归之补养；郁金清心解郁，行气破瘀；僵蚕祛风化痰，定痫镇痉。诸药配合起到熄风定痫、豁痰活血、养血之作用。

【验案赏析】

李某，男，11 岁，于 1998 年 6 月在发热后 10 余天出现全身阵发性不自主的抽动，每日 10 余次不等，在某医院曾做脑电图等检查诊断为"癫痫"。

家长要求中医治疗，于 1998 年 9 月上旬来诊，曾多次服中西药效果欠佳。就诊时患儿面色萎黄，喉间痰多，舌淡、脉细滑。此为正虚外感，邪与痰郁于络脉，治以补虚、祛风、化痰、镇痉。处方：天麻 6g，全蝎 4g，当归 15g，炙甘草 5g，郁金 5g，胆南星 6g，炒僵蚕 9g，法半夏 6g，党参 12g，菟丝子 9g。进服 2 剂后，随证加青礞石 6g，川贝母 5g，茯苓 15g 等共进汤剂 20 副，抽搐完全消失，遂以"止痫散"1 日 1 次，每次 3g 开水冲服，以巩固疗效。于 1998 年 10 月 28 日复诊，抽动症状无复发，随后断续服药巩固 1 年，至今未复发。

【按语】

(1) 小儿癫痫多数为大发作患者，所发时间多短暂且有逐渐增加趋势，发作次数亦逐渐增多，故应抓紧时机、尽早治疗，其疗效亦显著。

(2) 在治疗过程中一般均可停服西药（如苯巴比妥或苯妥英纳等）。

(3) 家庭护理关系很大，若经常情绪紧张、疲劳、外感、饮食失调，则容易诱发，即使未见大发作，亦往往出现小发作或夜寐不宁、喉间痰鸣或两腿肌肉拘急不舒。

(4) 较大患儿平时生活应多加照顾，注意安全，尽量避免到水边、厨房及公路上玩耍，以免发生意外。

(5) 注意减少诱发因素，避免使用有兴奋作用的药物。

自拟消痫汤······治疗儿童癫痫

宋启劳（陕西中医学院附属医院，邮编:712000)、于 瑛医师应用消痫汤对儿童癫痫进行治疗观察，效果较满意。

【绝技妙法】

中医学认为,癫痫的发生主要由于风、痰引起,与肝、脾、肾三脏有关。其中痰浊内蕴是关键,而痰浊的产生,与小儿脾的运化最密切。小儿脾常不足,失其健运,湿聚成痰,痰浊内生,阻于脉络(含脑络),致使气血运行失常,气机不相顺接,阴阳失调,引动肝风而见发作。临床发现小儿以此型为多见,遂拟健脾益气,涤痰熄风法的中药消痫汤治疗。

治疗方法:

病儿均内服中药消痫汤进行治疗。

【常用方药】

消痫汤组成及剂量:党参 6~9g,白术 6~9g,石菖蒲 6~9g,远志 6~9g,钩藤 6~12g,琥珀(冲服)0.5~1g。

随证加减:

头昏、头晕者加天麻;心中烦热者加栀子;性情急躁者加龙胆草;恶心、呕吐者加竹茹;大便干燥者加瓜蒌仁。水煎取汁 150~300mL,分 2 次口服,每日 1 剂,连服 30d 之后服 3 周停 1 周;共治疗 2 个月。此后 1 个月为短期疗效观察期,记录癫痫发作次数。

自拟消痫汤用党参、白术健脾益气,除湿化痰为主药;远志涤痰熄风;钩藤平肝熄风,二者共同助参、术为辅药;琥珀、石菖蒲安神开窍,佐以除痰定惊为佐。全方共奏健脾益气,涤痰熄风,安神开窍作用。

现代药理研究,党参能明显减少实验动物的自发活动,增加抗惊厥药物效果的作用,同时有增强网状内皮细胞的吞噬功能及白细胞介素-Ⅱ的作用,并能对其蛋白质生物合成有促进作用。白术能纠正细胞亚群分布紊乱状态,显著提高白细胞介素-Ⅱ水平,从而增强和调整免疫作用。总之,党参和白术能增强机体的免疫功能,提高机体的应激能力,通过免疫机制,抑制惊厥发生。钩藤能增加下丘脑和杏仁核5-羟色胺含量,减少皮质、杏仁核和脊髓的多巴胺含量,从而起到镇静和抗惊厥作用。远志有镇静、抗惊厥作用。琥珀、石菖蒲能降低脑组织中单胺类神经递质而发挥镇静作用,通过抑制中脑和大脑而发挥抗惊厥作用,两者对中枢神经系统有抑制作用。上述几种药物联合运用,从不同角度、不同层次、不同方面对癫痫患儿中枢神经系统形成影响,减少兴奋性神经递质,加强大脑的抑制,降低惊厥的阈值;同时对机体免疫功能的调整和整体状况的改善,提高了机体的适应性,应激性,从而达到控制惊厥发作,临床观察也证实了这一点。

【验案赏析】

魏某,女,9岁,反复抽搐5年,严重时月发作10次以上,曾多处诊治,疗效不佳。诊前抽搐反复发作,每周2~3次,痰多神昏,纳差便干,偶有头晕。症见:面色萎黄,形体消瘦,舌胖苔白腻,脉滑欠有力。诊为痰痫,拟健脾益气,涤痰熄风法,投消痫汤原方加天麻6g,瓜蒌仁6g。服6剂,抽搐大减,大便转稀后,去瓜蒌仁,随证加减按疗程服2个月,疗效观察期抽搐发作小于2次。

抗痫汤……治疗小儿癫痫

刘玉珍(主要从事儿科临床工作)、杨崇青医师(天津中医药大学第一附属医院,邮编:300193)采用中药抗痫汤治疗小儿癫痫,取得一定疗效。

【绝技妙法】

癫痫古人称痫证。中医学认为其发生可有多种原因,即风、痰、惊、热等导致脏腑失调、气机逆乱、痰浊阻滞、风阳内动。小儿脾常不足,若脾失健运,不能运化水湿,内生痰浊,痰气上逆,蒙闭清窍,则神志丧失;痰浊内扰,引动肝风,则四肢抽搐,若痰降气顺,则痫发渐止,复如常人。可见,其病机关键在于脾失健运,痰浊内阻。治疗宜以益气健脾化痰,平肝熄风安神为法则。

治疗方法:

治以健脾豁痰,开窍熄风法为主,予自拟抗痫汤。

【常用方药】

药物组成:石菖蒲、胆南星、天麻、太子参、地龙、半夏、枳壳、茯苓、神曲各 6 ~ 10g,沉香 3g。

随证加减:

抽搐明显,加全蝎、蜈蚣;心烦、惊甚加磁石、朱砂;痰多加青礞石、竹茹;腹痛加白芍、厚朴。1 剂 /d,水煎 200mL,分 2 ~ 3次服用。3 个月为 1 个疗程。服药同时嘱患儿禁食或少食牛羊肉、无鳞鱼,避免过度精神刺激。连续观察 1 年,观察指标包括发作频率、发作持续时间、脑电图等。

自拟抗痫汤方中太子参、茯苓、半夏健脾益气化痰;石菖蒲、胆南星、天麻平肝熄风,豁痰开窍;沉香、枳壳降气平逆,一升一降,调畅气机;神曲消食和胃;地龙平肝熄风,安神止痉,利尿,可减轻脑水肿,减少后遗症。诸药合用,共奏益气健脾化痰,平肝熄风安神之功效,治疗风痰痹阻型小儿癫痫,令痰浊祛、肝风平,从而取得较好疗效。

定痫汤……治疗癫痫

　　沈志杰医师 (陕西省定边县医院，邮编 :718600) 应用自拟定痫汤治疗癫痫患者，疗效较好。

【 绝技妙法 】

　　癫痫是一种短暂发作性神志异常的脑系疾病，属中医"痫证"范畴。《临证指南 · 癫痫》："痫病或由惊恐，或由饮食不节，或由母腹中受惊，以致脏气不平，经久失调，一触积痰，厥气内风，猝焉暴逆，莫能禁止，待其气反然而已。"论述了癫痫每由情志不遂、惊吓、饮食不节、劳累过度等诱发，以致气机逆乱，风阳内动，夹痰上扰，蒙闭心神清窍而发病。

【 常用方药 】

　　定痫汤药物组成：石菖蒲 10g，郁金 10g，远志 10g，白术 12g，半夏 10g，茯苓 10g，橘红 15g，胆南星 10g，天竹黄 10g，枳壳 15g，天麻 12g，钩藤 (后下)24g，白芍 15g，僵蚕 12g，全虫 6g，蜈蚣 2 条，明矾 5g，琥珀 (冲服)5g，朱砂 (冲服)1g，礞石 (先煎)20g，生牡蛎 (先煎)30g 等组成 (此为成人剂量、小儿酌减)。

　　病情重、发作次数频繁、抽搐程度重者取上方水煎服，每日 1 剂，分早、晚 2 次空腹服。一般服 20 剂左右，病情即可得到明显控制，然后再用上方 10 倍剂量研极细末过筛，1 次服用 10g(小儿酌减)，3 次 /d，用温开水或适量蜂蜜水调服。

　　病情较轻、发病次数间隔时间长、发作抽搐程度轻者亦采用散剂冲服，如同上法。一般 3 个月为 1 个疗程，最少者服用 1 个疗程，最多者服用 3 个疗程。

定痫汤中菖蒲、郁金、远志化痰开窍醒神；白术、茯苓、橘红、枳壳健脾行气化痰，以除痰湿之源；半夏、明矾、胆南星、天竹黄、礞石荡涤伏痰；天麻、钩藤、白芍养肝熄风；琥珀、朱砂、生牡蛎镇惊安神；僵蚕、全虫、蜈蚣等虫类药物入肝经以熄风止痉，且能化瘀散结，为治疗癫痫要药。诸药合用，配伍严谨，共收定痫熄风、豁痰开窍之功。

【验案赏析】

患儿，男，14 岁，2002 年 3 月 4 日初诊。患儿 4 年前某日与同学玩耍，突然昏仆、不省人事，两目上视，四肢抽搐，口吐白沫，喉中发出类似猪羊叫声。其老师急掐人中、合谷等穴位，约 3min 后苏醒如常人。经某县医院脑电图检查诊断为癫痫，坚持服用西药卡马西平、鲁米那、安定等，症状有所缓解。近 1 年来，发作频繁，伴头痛头昏、健忘失眠、胸闷纳少，睡中惊醒，舌淡苔白微腻，脉弦滑。治以豁痰开窍，定痫熄风。处方：菖蒲 10g，郁金 10g，半夏 10g，茯苓 15g，远志 10g，胆南星 10g，天竹黄 10g，橘红 15g，枳壳 15g，白术 15g，白芍 15g，天麻 10g，钩藤（后下）20g，全虫 6g，蜈蚣 2 条，朱砂（冲服）1g，琥珀（冲服）5g，礞石（先煎）20g，生牡蛎（先煎）30g。每日 1 剂，水煎分 2 次服。3 月 28 日二诊：服上药 20 余剂后，癫痫发作次数明显减少，头痛头昏已止，睡眠正常。为巩固疗效，前方改为散剂再服。12 个月后随访，患儿病情已痊愈。

癫狂梦醒汤配合针刺……治疗癫病

张立杰医师（辽宁本溪市中医院，邮编：117000）运用王清任癫狂梦醒汤配合针刺治疗癫病，取效较好。

【绝技妙法】

癫病属精神失常的疾患。王清任在《医林改错·癫狂梦醒汤》里说:"癫狂一证,哭笑不休,骂詈歌唱……乃气血凝滞脑气与脏腑气不接,如同做梦一样。《素问·调经论》亦云:"血气不和,百病乃变化而生。"《医学入门》言:"人知百病生于气,而不知血为百病之始也。"均强调气血在生理病理中的重要性,王氏又言:"治病之要诀在明白气血,无论外感内伤,所伤者无非气血。"故选疏肝理气,祛痰化瘀的癫狂梦醒汤治之。

治疗方法:

采用王清任《医林改错》中的癫狂梦醒汤治疗。

【常用方药】

癫狂梦醒汤药物组成:桃仁、柴胡、木通、赤芍、陈皮、腹皮、桑皮、苏子各15g,香附、半夏、青皮各10g,甘草20g,水煎服,每日1剂。此为常用量,可随证增减。

根据患者病程长短、气血阴阳虚实的不同进行加减变化,痰气郁结合顺气导痰汤,痰热明显合温胆汤;气虚明显加黄芪、党参;阴虚有热加生地、麦门冬、玄参;阳虚明显加附子、肉桂;血虚明显加当归、川芎。

针刺取穴:神门、后溪、心俞、期门、膻中、三阴交、肝俞、脾俞、丰隆。

针法:用直径0.3mm、长4.0mm规格不锈钢毫针进行针刺,针刺得气后留30min,每隔10min施行平补平泻手法1次,每日1次。

治疗结果:

治疗患者12例,依据《中医病证诊断及疗效标准》显效:语言、举止正常,神情安定,能正常处理日常事务5例;好转:神情安定、言语、举止基本正常或有改善6例；未愈：精神、语言、举止异常不能控制1例，总有效率为91.7%。

癫狂梦醒汤中12味药，入肝经者5味，入心经者2味，入脾经者5味。用桃仁、赤芍 逐瘀通经为主，兼配柴胡、香附疏肝理气解郁。木通可泻火行水，通利血脉，《本草拾遗》载，利大小便，令人心宽下气。青皮舒肝破气、散结消痰，大腹皮可下气宽中行水，半夏燥湿化痰消痞散结，甘草缓中调和诸药。诸药合用共达疏肝理气祛痰化瘀之效。现代药理研究认为桑皮、赤芍、柴胡均有镇静作用。

针刺治疗精神病变已被研究证实。取神门、后溪为主穴。神门穴属于手少阴心经腧穴、原穴，具有镇静、安神、宁心通络作用，后溪穴属于手太阳小肠经腧穴，八脉交会穴之一，通于督脉，具有宁心安神之功；心俞可宁心安神定志，中医认为心主神明，督脉为阳脉之海，神门与后溪、心俞相配伍能共奏宁心安神，豁达神明的功效，是主治精神病症之要穴。期门属足厥阴肝经，膻中属心包的募穴，八会穴之一，气会膻中，可调理气机，宽中降逆化痰；三阴交是足太阴、少阴、厥阴经交会穴，健脾疏肝，配丰隆、肝俞、脾俞疏肝解郁，化湿祛痰以利气血生化之源。诸穴相合共奏理气解郁、健脾化痰、安神定志之功。

自拟镇痫汤……治疗癫痫

闫晓轩（陕西省陇县妇幼保健医院，邮编：721200）、曹清素、惠振亮等医师根据多年临床经验，采用自拟镇痫汤治疗癫痫，取得了较为满意的疗效，显示出中医治疗本病独特的优势。

【绝技妙法】

癫痫患者一般是由于痰浊蒙蔽心窍，导致神明的功能失调，而现精神异常。痫证的主要病因是痰，病位在心，治疗本证重在祛痰、兼施清心，调气，镇惊之法。因此，调理脏腑气机，祛除痰浊即为治疗癫痫主要的法则。脏腑机能失调，阴阳升降失职，或热极生风，肝风内动，出现肢体抽搐，角弓反张。若脾虚不能运化，津液水湿积聚成痰，痰迷心窍，则出现神不守舍，意识丧失。

【常用方药】

自拟镇痫汤药物组成：荆芥 90g，白附子 21g，白矾 21g，姜南星 15g，生姜 15g，枯矾 21g。上药共研末，混匀，以面糊为丸，绿豆大，每服 30 粒，每日 2 次。大发作时配合苯妥英钠、丙戊酸钠等，可逐渐减量。

随证加减：

头痛明显者加川芎 12g，白芷 12g 以搜风通络止痛；夜间或睡眠中发作明显者，加酸枣仁 30g，夜交藤 30g；记忆力下降者，加石菖蒲 21g，远志 21g；痰多，舌苔白腻，脉滑者，加清半夏 21g；腰膝酸软者，加山茱萸 21g，仙灵脾 21g。

自拟镇痫汤以涤痰开窍，熄风止痉，使风熄、气顺、痰消，空窍通达而神志渐复。方以荆芥熄风止痉；白附子荡涤顽痰；南星祛风通络，为止痉之要药；白矾、枯矾，诸药合用，豁痰理气，祛风通络，镇静安神，标本兼治，故癫痫可愈而不复发。

宁痫汤……治疗癫痫

张丽萍医师（广西中医学院，邮编：530001）以升降散合温胆汤加减组成治疗癫痫的中药复方宁痫汤，经临床观察取得较好疗效。

【绝技妙法】

张丽萍医师通过临床观察体会到,癫痫患者证情多虚实错杂,按症候表现虽有不同辨证分型,但究其致病之关键确不离脏腑气机失调,痰、瘀、风、热等浊邪实乃气机升降失常的产物。只有气机升降出入有序,诸脏腑功能协调平衡,精微物质才能得以正常代谢,使元神之府既得所养,又无停痰蓄瘀蕴热生风之浊邪内扰之患。因而治疗抓住调畅气机这一中心环节,以宁痫汤加减施治。

【常用方药】

宁痫汤药物组成:由僵蚕 15g,蝉蜕 10g,姜黄 10g,竹茹 10g,半夏 10g,三七叶 10g,大黄 6g 等。

随证加减:

痰多加橘红 10g;热盛加黄芩 10g;舌质暗或有瘀斑加丹参 15g,郁金 10g。

疗程:每日 1 剂。2 个月为 1 个疗程,每 2 个疗程复查 1 次脑电图。

患者基本坚持以中药治疗为主,对个别在来诊前已久服抗癫痫药物的患者采用先中、西药并用,待病情稳定后再逐渐减西药量直至完全停止。经上方治疗后如癫痫发作间歇时间明显延长,则服药改为隔日或 3 日 1 剂,巩固治疗至癫痫发作基本控制、脑电图基本恢复正常后停药观察。治疗时间最长为 4 个疗程,最短为 1 个疗程。

宁痫汤中僵蚕气味俱薄,可散逆浊结滞之痰;蝉蜕质轻气寒,能祛风胜湿散热;姜黄苦平,利血中之气而散郁;大黄苦寒,荡涤瘀浊,推陈出新;竹茹、半夏相配,清利痰浊而调畅气机;三七叶行血以增和血调气之功。全方配伍注重升降并施,内外通和,故能奏调畅气机,升清降浊之功,使痰、瘀、风、热等致病之浊邪得除,元神得养,而获治痫之良效。

自拟济煎汤……治疗囊虫病癫痫

王丽敏、张凤华、李 黎医师(内蒙古通辽市医院,邮编:028000)采用自拟济煎汤治疗囊虫病癫痫,疗效满意。

【绝技妙法】

中医学认为,囊虫病以饮食不洁为外因,脾胃不和、运化无权则是囊虫寄生于肠道的内因。《景岳全书·诸虫》篇提出:"凡脏强气盛者,未闻其有虫,正以随食随化,虫自难存,而虫能为患者,终是脏气之弱,行化之迟,所以停聚而渐致生虫耳。"由此可见,由于饮食不节,损伤脾胃,脾虚运化失常,而致水湿内停,聚湿生痰,痰湿不化,流入肌腠,结于皮下而致痰核;如痰浊上扰,闭塞心窍,壅塞经络,致清阳不升,浊阴不降,故而发为癫痫。在治疗方面宜分标本虚实。频繁发作时,以治标为主,侧重豁痰顺气、熄风开窍定痫;平时宜健脾化痰,补益肝肾,养心安神,以治本为重。

【常用方药】

自拟济煎汤药物组成:白术、茯神、远志、全蝎、僵蚕、制附子、钩藤、石菖蒲、制半夏、制南星、天花粉、柏子仁、党参、神曲、麦冬、雷丸。武火急煎3次取汁450mL,早、晚温服。

随证加减:

若头痛、恶心欲吐可加天麻、竹茹;食欲不佳加麦芽、陈皮;痰黄量多、舌苔黄腻者可改用温胆汤加减。

自拟济煎汤方中石菖蒲、制南星、制半夏豁痰开窍,燥湿祛痰;全蝎、僵蚕、钩藤平肝熄风,清热镇痉;茯神、远志、柏子仁、天花粉、制附子回阳救逆,宁心安神;白术、党参、麦冬、神曲健脾化痰,益气和胃;雷丸有杀虫之功。诸药配伍,药证相符,故而治疗囊虫病癫痫收效明显。

葛根僵蚕汤……治疗癫痫

陈忠伟医师(浙江省青田县人民医院,邮编:323900)应用范中明老师葛根僵蚕汤为主,治疗癫痫,疗效满意。

【绝技妙法】

中医学对痫证的论述尽详,如《寿世保元》指出:"盖痫疾之源,得之惊,或在母腹之时,或在出生之后,必因惊恐而致病。"另外,脑部外伤,饮食失节,或患它病之后,导致肝脾肾受损,积痰内伏,一遇劳作过度,起居失摄,则气机逆乱,触动积痰,痰随风动;或肝火素旺,灼津成痰,风阳痰浊蒙蔽心窍,流窜经络,则痫证作矣。故治痫重在涤痰,而清热熄风,开窍定痫亦是治疗痫证的关键。

【常用方药】

葛根僵蚕汤药物组成:葛根30g,僵蚕10g,制半夏、制南星各12g,牙皂6g,石菖蒲、郁金各10g,黄连、龙胆草各6g,蜈蚣3条,全蝎5g,蜂房12g,局方牛黄清心丸(另吞)1粒。

随证加减:

风痰偏盛加天麻10g,竹沥(冲)30mL;痰火内盛大便秘结者加生军、玄明粉(冲)各10g;虚者适减黄连、龙胆草剂量或不用;兼心脾两虚加党参20g,白术、远志各10g,酸枣仁15g;肝肾阴虚加熟地、枸杞各15g,山萸肉10g;血瘀明显者加桃仁、赤芍、川芎各10g,丹参15g。儿童剂量酌减,每天1剂,水煎服。

疗程：以1个月为1个疗程，经2~3个疗程后，每月改服中药10剂（隔2d服1剂），总疗程为1~2年，2~3年后经随访再统计疗效。

葛根僵蚕汤以制南星、制半夏、菖蒲、郁金、牙皂豁痰开窍；黄连、龙胆草泻肝清热；僵蚕、蜂房、蜈蚣、全蝎平肝熄风镇痉；局方牛黄清心丸清心安神定惊。然而久病入络，脑伤则瘀。本方妙在重用葛根，有改善脑微循环及外周循环的作用。动物实验证实，葛根素能明显扩张脑微血管，增加脑血流量。因而，在大剂豁痰熄风药中，寓葛根以微通络脉，俾血气和剂，顽痰渐化，则痫证可瘳。范老冠以"葛根僵蚕"立方，寓意深矣。另外，现代药理研究证明，僵蚕、天南星、菖蒲、蜈蚣、全蝎具有镇静抗惊厥作用，临床报道用于治疗癫痫均有疗效。综观全方有清热涤痰、熄风镇痉、疏通络脉、开窍定痫之功，故治疗痫证能收良效。再者，遵先哲"新病势急，宜治以重剂；邪气已退，药宜间服"之训，采用的服药方法亦是巩固疗效的重要环节。

化瘀定痫方……治疗中风后迟发性癫痫

陈园桃、陈　顺中医师（江苏省泰州市中医院，邮编：225300）根据中风后痰瘀阻络的机理，自拟化瘀定痫方治疗中风后迟发性癫痫，疗效满意。

【绝技妙法】

陈园桃、陈顺中医师总结临床经验认为，中风发病与虚、火、风、痰、气、血六端有关，为本虚标实证，其本为肝肾阴阳失调，脾不健运，其标为痰浊内生，瘀血阻络。痰浊血瘀为中风之发病因素，又为其病理产物。中风后迟发性癫痫的发作是由于中风后痰浊瘀血阻络闭窍，阴阳气血不相顺接，致元神失养、神机失用而发癫痫，而癫痫发作则必有脏腑气机逆乱,气不帅血行而致瘀血阻络,故瘀血为本病的病理产物,也是导致本病反复发作,经久迁延不愈的重要因素,故在治疗上给予活血化瘀治其本,涤痰通络开窍定其痫。

【常用方药】

化瘀定痫方药物组成:当归10g,川芎10g,桃仁10g,红花6g,赤芍10g,生地10g,生南星10g,天竺黄10g,石菖蒲10g,全蝎5g,蜈蚣2条,丹参10g,钩藤10g,制半夏10g,茯苓10g,陈皮6g,僵蚕10g,青龙齿(先煎)15g。

随证加减:

临床可依据"风、痰、惊、瘀"等因素,酌情加减,风动明显者加蜈蚣3条,天麻10g,痰象突出者重用生南星可达12g,另加礞石滚痰丸6g,惊悸不安者加茯神10g,远志6g。上药煎汤,每日1剂,分早、晚服,连服1个月后,改用上药研成细粉,早、晚各服3g。开水送服。连服3个月为1个疗程,2个疗程后评定疗效。

服药注意事项:药前检查肝、肾功能、血常规,中药治疗前未用抗痫西药者,不再加用,中药治疗前已用抗痫西药者,不可骤停,宜逐步递减,其速度随疗效而定,一般在1~2个月内递减完毕。有时病情较重者,递减的时间可长达3个月。如果在抗痫西药递减过程中,病情出现反复者,要严密观察,随时调整用药。服药期间患者宜避风寒、慎起居、节饮食。

化瘀定痫方中当归、川芎、赤芍、生地、桃仁、红花活血化瘀,菖蒲涤痰涎、开心窍,用生南星定痫,剂量由3g逐步递增,最大量不超过15g,配以半夏、茯苓、陈皮化痰,钩藤熄风,全蝎、僵蚕等虫类药搜风,青龙齿镇惊安神,方中有上行头目、下行血海,血中之气药和虫类祛风通络之药,诸药配合应用共奏化瘀涤痰开窍、镇惊熄风定痫之功效。另外,生活上的调理在抗痫治疗上占有重要的地位,患者平时忌食羊肉、酒浆等燥热之品,保持心情舒畅,避免重体力劳动,保持睡眠充足,去除发病的诱因。

生铁络饮加减方······治疗癫痫

李凤芝医师(黑龙江讷河市中医院,邮编:161300)采用中医辨证施治,制定了"生铁络饮加减方",治疗癫痫,取得了较为满意的疗效。

【绝技妙法】

癫痫常与痰浊、惊、风三者有关;与心、肝、脾三脏关系较大。心主神明;肝主筋,易升动;脾主生化气血,又为生痰之源。由于种种原因,引起风阳内动,气郁生痰,扰乱神明,故发生昏倒、抽搐等症。据此,确定癫痫的治疗方法则为平肝熄风镇惊和豁痰开窍。同时患者体质有强弱,往往病情复杂,虚实互见。故在用药时,必须详细辨证,适当加减。

治疗方法:

由于抗痉挛药物不能突然撤除,故在开始用中药治疗是仍同用抗痉挛药,见效后再逐渐减量至停用。多数患者,用"定痫镇定合剂"治疗,少数患者在此基础上随证加减。

【常用方药】

"生铁络饮加减方"组成:生铁落(先煎)69g,丹参30g,制南星12g,石菖蒲9g,炙远志4.5g,炙地龙6g,炙甘草9g。

服用方法:

将上方配7天的剂量,浓煎成500 mL糖浆合剂,每次内服20

mL,每天 3 次。同时服星蜈片或蝎蜈片,每次 4~5 片,每天 2 次(蝎蜈片:全蝎、蜈蚣等份制成,每片 0.3g;星蜈片:生南星 1 份,蜈蚣 3 份制成,每片 0.3g)。如病情复杂,可用上方随证加减。例如,小儿体质差、先天不足者,可加河车片、党参等培补以治本;有精神症状者,合甘麦大枣汤。

生铁络饮加减方的由来与用药体会。生铁络饮加减方源于《医学心悟》的生铁落饮(生铁落、天冬、麦冬、贝母、胆星、橘红、远志、石菖蒲、连翘、茯苓、元参、茯神、钩藤、丹参、辰砂)。因癫痫阴虚火旺的症状不突出,故只取此方的生铁落、丹参、胆星、远志、石菖蒲5味,加入炙地龙、甘草、星蜈片和蝎蜈片。

方中生铁落、炙地龙平肝镇惊熄风,制南星豁痰镇惊,与生铁落相配,镇惊作用尤胜;石菖蒲、炙远志既能化痰浊,又能开心窍而宁心神,有提神醒脑之作用;丹参善于镇静养血安神,与甘草相配,则益气安神加强;蝎蜈片或星蜈片均有熄风镇惊、镇痫之功。综观全方,有平肝熄风,镇静安神,豁痰开窍的功效。能治疗风痰上蒙清窍之癫痫。

全蝎、蜈蚣入煎效果差;如加入合剂,又易沉淀而影响剂量准确,故以研粉或制片吞服为宜。

化痰祛风散……治疗癫痫

王江涛医师(河南省许昌市中医院,邮编:461000)自拟化痰祛风散治疗癫痫病,疗效满意。

【绝技妙法】

癫痫多发于青壮年,女性较多。王江涛医师根据中医学理论,结合近 20 年临床实践,认为本病多因情志不遂,久郁思虑过度而致痰阻气郁、上蒙清窍而致。根据这一病机，自拟化痰祛风散，加工成粉剂，装入胶囊。本方具有化痰理气、镇惊除风的功能。

【常用方药】

化痰祛风散组成及剂量：制天南星、半夏、远志、石菖蒲各 12g，香附、郁金、枳实、橘红各 20g，全蝎、僵蚕各 10g，海浮石、山楂各 30g，灸甘草 6g。上药研末，制成散剂，装入胶囊，每次服用 2g，每日 3 次（小儿酌减），温开水送服。30d 为 1 个疗程，每个疗程需进行脑电图复查。在服药期间，要切慎房事、过度劳累、烦恼生气和饮食油腻。

通过化痰祛风散治疗癫痫观察，总有效率达 93.8%，并体会到"化痰祛风散"不仅对癫痫有显著疗效，而且对精神分裂症、癔病、神经官能症等也有一定疗效。治疗期间患者一定要谨遵医嘱，如不善调养，则事倍功半。

【验案赏析】

患者，女，26 岁，2002 年 3 月 20 日就诊。患者 3 年前因受惊吓后，致头晕头痛失眠，继以神志呆板，默默寡语。此后病情逐渐加重。半年后有一天受刺激，突然昏倒，不省人事，四肢抽搐，口吐白沫，口作猪羊声，约 1min 后方醒，此后每隔 10 日左右发作 1 次，特别是劳累或生气后，发作更为频繁，少者一周一发，严重时一日四发，常头晕乏力，睡眠不佳。经脑电图检查诊断：两半球有中幅以上尖波，慢尖波频频出现，诊断为"症状性癫痫"。西医给予抗痫镇静治疗，服药数月仍有发作，因而求中医治疗。来诊时，正值发作，症状同前，舌质淡，苔白腻，脉弦滑。证属气郁痰阻，清窍蒙闭。治宜化痰理气，镇惊除风，予化痰祛风散。服药 30d，只发作 1 次。又服药 3 个疗程，临床症状消失。复查脑电图正常。为巩固疗效，又服药 3

个疗程。1 年后随访,病未复发。

伤痫复元散……治疗外伤性癫痫

张继全、刘桂芹、牟令莉医师(山东章丘市中医医院,邮编:250200)经过多年的临床观察发现,外伤性癫痫多因气血阴阳及真元亏虚所致,据此而自拟伤痫复元散治疗癫痫患者,疗效显著。

【绝技妙法】

严重的脑外伤多出现气血两伤甚至气虚阳脱。气为阳,血为阴,阴阳互根,故患者均有气血阴阳亏虚。脑髓受损,耗及真阴,虚风内动而发为癫痫,外力使气机郁滞,气滞则血瘀,气结则血凝,脉管不利,血行不畅,以致脉阻血瘀而影响气血等营养物质对机体的供应,脏腑失荣,功能虚衰。真阴耗损,阴损及阳而真元本虚。真元耗损,不能调节心、肝、肾之阴阳气血,致使神魂失舍而神志变动发为精神运动性癫痫,真阴耗损,心肾失交,心火扰神则狂躁妄言,虚烦不宁。真阴不能滋养心肝阴血,神魂失舍则失神、梦游、恐惧、幻觉等。真阳不能上通心阳,心神浮越,则表现为失神小发作。治疗以峻补真阴,填补真元为本,辅以镇潜熄风,升阳活血。

【常用方药】

自拟伤痫复元散药物组成:熟地、龟版胶、鳖甲、酸枣仁、五味子、人参、益智仁、川牛膝各 10g,龙骨、牡蛎、丹参、地鳖虫各 15g,菖蒲、远志、黄连、黄芩各 5g,黄芪30g。取上药 100 倍的剂量,诸药共粉碎,过 200 目筛,得细面袋装,每袋 6g,成人每次 1 袋,每日 3 次,调服,儿童酌减,连服 3 个月为 1 个疗程。

伤痫复元散中熟地、龟版胶、鳖甲滋阴补肾,峻补真阴,益髓健脑为君药;龙骨、牡蛎、枣仁、五味子镇潜敛神;菖蒲、远志醒神开窍;黄连、黄芩清热泻火宁神,共起镇潜熄风的作用,为臣药;人参、黄芪健脾益气升阳,扶助后天之本,促气血化生之源;益智仁补元阳之气,促脏腑功能恢复;丹参、地鳖虫、川牛膝活血、祛瘀,有增舒筋熄风之效,为佐使之品。诸药合用,使先后天同补,元阴元阳共济,使真元得补,脑髓充盈,心气得承,神聚志凝。

愈痫散……治疗癫痫

李素香(河南中医学院基础医学院,邮编:450008)、吴振刚、冯 黎等医师采用河南中医学院已故名老中医吴润苍先生的治癫痫病秘方——愈痫散治疗癫痫,获得显著效果。

【绝技妙法】

李素香等医师临床体会癫痫的发生大抵于先天因素,七情失调,饮食不节,劳逸过度,或患其他病之后,造成脏腑失调,痰浊阻滞,气机逆乱,风阳内动所致,而尤以痰邪作祟为重要。由于痰浊蒙蔽心窍,必然导致心主神明的功能失调,而现精神异常。痫证的主要病因是痰,病位在心。治疗本证重在祛痰,兼施清心,调气,镇惊之法。

【常用方药】

愈痫散药物组成及剂量:全蝎 60g,蜈蚣 30 条,白僵蚕 60g,野天麻 60g,生没药 12g,天竺黄 30g,生半夏(姜制)60g,胆南星 30g,广木香 30g,南沉香 15g,琥珀 24g,朱砂(水飞)24g,天然牛黄 12g。

随证加减：

痰火盛加青黛、硼砂；气郁加香附、郁金、建曲；肾精亏损加紫河车、山药、益智仁；久治不愈或有外伤史者加桃仁、血竭、麝香。上药均须选择上品药物，去净杂质，分别研为细末，再称准药量混合均匀，装瓶备用。成人每次 6g，儿童酌减 (1~3 岁每次 1.5~2g，4~6 岁 2~3g，7~14 岁 3~4g，15~20 岁 4~5g)。日服 2 次，早、晚各服 1 次，用铁锈水 100mL 送服。发作频繁者可日服 3 次 (附：铁锈水制法取 2 块生有铁锈洗净加水磨之，下面以容器收纳，再将此水熬沸装瓶备用，服药时将此水摇荡后加温即可服用)。

服用方法：

就诊前若患者从未服过抗癫痫西药 (如苯巴比妥，苯妥英钠，卡马西平等)，或已停服半年以上者，一般不再服用西药；若已服用超过 2 个月以上者，应仍用原药，原量，并配服愈痫散，若能有效地控制症状，可以逐渐减少西药用量，一般在 2 ~ 3 个月内减完，千万不要急于减少或停服抗癫痫西药。服药期间忌食猪肉、猪油、生冷及辛热刺激性食物，保持情绪乐观，避免精神刺激及房劳过度。

愈痫散中天竺黄、胆南星、半夏、僵蚕祛风通络，为止痉之要药；乳香、没药活血化瘀，理气止痛，兼有化痰之功；朱砂、琥珀镇心定志；牛黄清心利窍。诸药合用，豁痰理气，祛风通络，镇惊安神，标本兼治，故痫症可愈而不复发矣。

【验案赏析】

思某，男，41 岁，1988 年 4 月出诊。主诉：发作性四肢抽搐，口吐涎沫，双目上视 2 年 4 个月。2 年前无明显诱因突然发病，先觉头晕及胸中不适，遂即扑倒、抽搐、吐沫，并将舌头咬破，持续 10min 苏醒，醒后头痛剧烈，左侧肢体麻木，身困嗜睡，此后发作逐渐频繁，由数月 1 次成为 1 月数发，近半年来数天一发，伴头痛失眠，心烦便结。脑电图检查：各导为弥漫性，持续性，中至高波幅 5~7cm/s 发放。给苯妥英钠，硝基安定治疗 3 个月无明显控制，后改用中药，针灸仍无疗效。于 1988 年 4 月 6 日来诊。症如上述，脉眩数，舌红。处以愈痫散加青黛 30g，黄连 30g。每次口服 6g，以铁锈水送服。服上药 7d，症状明显减轻，头痛失眠好，病告痊愈，随访 5 年至今无复发。

加减五虎追风散胶囊······治疗癫痫

李 勇医师 (河南省许昌市精神病医院，邮编 :461000) 运用加减五虎追风散胶囊治疗癫痫，并设对照组观察，结果提示治疗组的疗效明显优于对照组。

【绝技妙法】

中医学对本病的临床表现、发病因素和病理机制都有着精辟的论述，在治疗上主张急则治标，如豁痰开窍，熄风定痫，镇惊安神，清肝泄火等，缓则治本，如健脾化痰，补益肝肾，养心安神等。

【常用方药】

中医药治疗组 : 单纯服加减五虎追风散胶囊 (由明天麻 2g，胆南星 2g, 地鳖虫 2g, 白僵蚕 3g, 蝉蜕 3g, 冰片 0.1g 组成)，每粒含药 0.5g, 成人每天 3 次，每次 8 粒，温开水送服，小儿酌减。对治疗前服用其他抗癫痫药物的患者，则在 1 个月内递减直至停服。

对照组 : 根据病情适当选用苯妥英钠、丙戊酸钠、卡马西平、氯硝安定等。

五虎追风散见于《晋南全恩家传方》，由蝉蜕、天南星、明天麻、全蝎、僵蚕、朱砂组成，主治牙关紧急，角弓反张之痉搐证。我们依本方去全蝎、朱砂,加地鳖虫、冰片,用于治疗癫痫,效果卓著,且避免了长期服用朱砂的汞蓄积中毒现象。方中天麻甘平入肝经,能熄风定惊,研究证明其富含香草醇,能提高电击痉挛阈,有效地控制痫样发作,虽不及苯妥英钠疗效,但持续时间长,毒副作用小;胆南星辛苦温,入肺肝脾经,能燥湿化痰,祛风定惊,为风痰之要药,现代研究证明其有抗惊厥和镇静催眠作用;僵蚕辛咸入肝经,具祛风解痉,化痰散结,镇静催眠,抗惊厥的作用;蝉蜕咸凉入肺肝,有散风热,定惊痫之能;地鳖虫咸寒入肝,能破血逐瘀,通经理伤,改善脑血流循环,促进水和渗出物的吸收,使病理兴奋灶逐渐消除;冰片辛凉入心肺,通诸窍,散郁火,能治惊痫痰迷,气闭耳聋等症,研究证明冰片能增强泛影葡胺在脑内的 CT 值,提示冰片能增强血脑屏障的通透性,使其他药物更快更多地进入中枢神经系统,发挥疗效。以上诸药共奏豁痰开窍、破血逐瘀、镇静安神、熄风定痫之能,能有效地阻止神经元高频异常放电,从而达到治疗癫痫之目的。

抑痫散……治疗癫痫

林荣书、林永春医师 (汀州荣春癫痫研究所,邮编:366300)用自制的"抑痫散"治疗癫痫,疗效较满意。

【绝技妙法】

林荣书、林永春医师认为其病因不外风、火、痰、瘀 4 个方面,并与心、肝、脾、肾密切关系,而火炎风动、痰浊瘀阻,脉络不通,气机逆乱,脏腑失调,阴阳失衡,蒙闭清窍,神明失守是主要病机要点。治宜清热平肝、豁痰开窍、镇惊熄风、通经活络、活血化瘀、补脾益肾为主。

【 常用方药 】

药物组成：白花蛇、珍珠粉、羚羊角粉、全蝎、胆南星、天竺黄、金线莲、藏红花、沉香、石菖蒲、人参、黄芪、白芍、柴胡。

制作方法：

上药共研成细粉，再根据症候，如痰火盛者加黄芩、天花粉；风痰盛者加白附子、僵蚕；脾虚痰盛者加白术、茯苓；肝火痰热者加龙胆草、钩藤；肝肾阴虚者加杜仲、山药；心肝血虚者加当归、何首乌；痰瘀互结者加桃仁、川芎（上述加减药也分别研成细粉）。临证配制成散剂，每剂10g。

服用方法：

每天1次，每次10g，用瘦肉汤或猪心汤每晚睡前冲服（小儿酌减）。12d为1个疗程。

抑痫散用白花蛇祛风、活络、定惊；羚羊角粉、金线莲、珍珠粉、全蝎清热平肝、镇惊熄风；胆南星、天竺黄、石菖蒲豁痰开窍；藏红花通经活络、活血化瘀；人参、黄芪健脾益气，使清气上升，浊气下降，痰湿不生；白芍、柴胡、沉香疏肝理气，调和营卫，顾护少阳初生之气。痰火盛者用黄芩、天花粉清热泻火；风痰盛者用僵蚕、白附子熄风祛痰；脾虚痰盛者用白术、茯苓补气健脾；肝火痰热者用龙胆草、钩藤清肝泻火；肝肾阴虚者用山药、杜仲补肝肾；心肝血虚者用当归、何首乌，补肝养血；痰瘀互结用桃仁、川芎，活血化瘀，行气通经。如此，使之热清、痰消、风熄、气顺、瘀化、窍开、邪祛、正复，达到标本兼治的目的。

【 验案赏析 】

金某,女,40岁,1992年8月3日初诊。患者于1971年7月20日因受惊后突然出现尖叫、昏迷仆倒、神志不清、四肢抽搐、口吐涎沫、牙关紧闭、大小便失禁、颜面口唇青紫,常在夜间受凉后发作,每次持续1~2min,最长6min,可自行苏醒,醒后头昏乏力,不能忆起发病时的症状。每周发病2~3次,甚则1d 2次。曾多次诊治于省内外医院,脑电图痫样波,诊为"癫痫"。采用"埋线"、"针灸"、"中药"、"苯妥英钠"等治疗,疗效均欠佳而来诊。辨证为心肝火旺、风痰上涌、气血逆乱、蒙闭清窍。治宜:清热平肝、化瘀开窍、熄风定惊、通经活络。予以黄芩、天花粉加"抑痫散"治疗,每次10g,每日1次,用猪瘦肉汤每晚睡前冲服。治疗2个疗程后症状明显减轻,治疗6个疗程后症状消失,复查脑电图正常,随访3年未复发。

金礞散⋯⋯治疗癫痫

杨继新医师(咸宁地区人民医院,邮编:137100)运用自拟金礞散治疗癫痫,收到良好效果。

【 绝技妙法 】

癫痫属祖国医学"痫证",俗称为羊角风,是一种常见的间歇性阵发性神志昏迷,以肢体抽搐,口吐涎沫,两目上视为主要临床特征的疾病。治疗颇为棘手,历来被医家视为痼疾。杨继新医师认为,此病多因心肾肝脾功能失调,致经气紊乱,痰浊上逆,蒙蔽清窍而发,当责之于痰、郁、瘀。

【常用方药】

药物组成:郁金、礞石、白芍、当归、丹参、天麻、白矾、香附、党参、白术、石菖蒲、胆南星各30g,合欢花12g,代赭石60g,朱砂18g。共研细粉,装入瓶中备用。

服用方法:

7岁以下,每次2～3g;8岁以上,每次3～4g;15岁以上,每次4～6g。均为早、中、晚各服1次,30d为1个疗程,一般1～2个疗程即可。个别难治病例约需3个疗程以上。服药期间,避免劳累或精神刺激,忌食生冷及厚脂食品,禁食一切发物。

杨继新医师根据癫痫病机,取郁金、香附、合欢花行气解郁;当归、丹参补血活血,祛瘀;党参、白术益气健脾,绝生痰之源;白芍、天麻调和营卫,熄风定惊;礞石、白矾涤荡顽痰;胆星、赭石清火降逆,助礞矾逐痰;菖蒲、朱砂开窍安神。本方具有行气解郁、涤痰开窍、活血祛瘀、养血安神之功。金礞散也可作煎剂,随证加减运用,亦能获良效。

现代研究报道,癫痫患者中饮水过多,或看书看电视时间过长者,均可诱发。应嘱患者注意。同时做好患者的思想工作,树立自强自信的乐观情绪,坚持服药,自会缩短疗程,提高治愈率。

【验案赏析】

刘某,女,31岁,农民,1995年1月20日初诊。1987年开始发病,突然倒地,口吐白沫,目上视,手足抽搐,经武汉某医院诊断为癫痫,长期服用抗痫西药未能控制。现在每月发作3～4次,每次15min左右苏醒,醒后自觉头重,头痛、四肢无力。

遂予金礞散360g,遵医嘱服用药后仅发作1次,抽搐减轻,醒后再无头痛。仍守上方,续服360g后诸症消失,随访年余未见复发。

十、躁狂症

清心抗狂汤是以《痘疹世医心法》牛黄清心丸加味组成的汤剂，刘淑莲、樊立凤、齐志田医师（山东泰安市精神卫生中心，邮编:271000）将其用于躁狂发作治疗，疗效满意。

【绝技妙法】

躁狂在《内经》中早有记载，如《素问·至真要大论》说："诸躁狂越，皆属于火"，"狂疾之始发，少卧而不饥，自高贤也，自辨智也，自倨贵也，妄笑好歌乐，妄行不休是也。"其病机为痰火上扰心神，蒙蔽清窍，景岳曰："魂、魄、意、志及思虑之类皆属神也，神藏于心，惟心所统。"若心火上炎，便发狂乱心烦、躁闹不眠等心火气盛之证。清心抗狂汤以凉开为主，具清热解毒、开窍安神之功，治疗躁狂发作比较对症。

【常用方药】

清心抗狂汤基本方为：朱砂、牛黄、黄连、黄芩、栀子、郁金、生地黄、礞石、远志、龙骨、牡蛎、大黄、代赭石、枳实、石膏、川厚朴、甘草。

服用方法：

治疗每日 1 剂，周日停服，少数患者给予必要的辨证施治。均治疗 6 周。如果患者特别兴奋可临时于夜间给予氟哌啶醇 10mg 肌肉注射,但限制在第 1 周内使用,总量不超过 30mg,也可于夜间给予小剂量安眠药。

清心抗狂汤中牛黄味苦性寒,入心肝二经,有泻火解毒开窍之功;朱砂安神定志以除烦躁,其常用量为 0.3~1.0g,本方重用至 3~6g,亦未发现中毒体征;黄连、黄芩、栀子苦寒清热泻火,以清心包之火;郁金归心肝胆三经,清热开心窍;龙骨、牡蛎、代赭石、远志宁心安神、益阴潜阳、镇静除烦;大黄、石膏除烦止渴,釜底抽薪,以解思维奔逸;枳实、川厚朴行气破积、宽胸除满以解行为紊乱;青礞石祛积痰、除结热、定惊悸,以涤实热老痰顽痰及无形之痰,消除躁狂之主症。结果显示,治疗组与对照组疗效相当,前者起效较慢,但不良反应少。因此,清心抗狂汤可作为躁狂发作的治疗或辅助药。

定狂逐瘀汤······治疗脑外伤狂病

谢广平医师(宁乡县中医院,邮编:410600)以定狂逐瘀汤治疗脑外伤狂病,并与用氯丙嗪治疗的患者作对比观察,疗效满意。

【绝技妙法】

脑外伤性狂病系脑外伤致气血受损,气血运行不畅,而致气滞血瘀,瘀血阻窍,神机错乱所引起的精神亢奋,狂躁不安,骂詈毁物,动而多怒,甚至持刀杀人为特征的临床常见多发的精神病,病位在脑,与心关系密切,类似于西医学的精神分裂症与躁狂型精神病。本病源于《内经》,如《素问·至真要大论》曰:"诸躁狂越,皆属于火。"直至清代王清任首创"气血凝滞"说,且创制定狂逐瘀汤和癫狂梦醒汤用以治疗癫狂病。本病因属瘀血阻窍之症,治宜疏瘀通窍,方用定狂逐瘀汤加减。

选用定狂逐瘀汤提高了疗效,减轻了药物的副作用和不良反应,提高了生活质量,缩短了住院日期,收到了很好的疗效。

【常用方药】

定狂逐瘀汤方药:丹参 25g,赤芍 12g,桃仁 10g,红花 10g,琥珀粉 10g,大黄 10g,石菖蒲 10g,郁金 10g,柴胡 10g,香附 10g。

随证加减:

头痛较重者加猪苓 12g,泽泻 12g;彻夜不眠者加生牡蛎 30g,磁石 30g;尚有痰涎夹杂者加天竺黄 10g,川贝母 10g。每天 1 剂,水煎分 2 次服。

定狂逐瘀汤中以丹参、赤芍、桃仁、红花、琥珀粉、大黄化瘀通络;石菖蒲、郁金、香附行气开窍;如有痰涎夹杂者,则加入陈胆星、天竺黄、川贝母化瘀涤痰;彻夜不寐者加磁石、生牡蛎镇心安神;头痛较重者加猪苓、泽泻利尿脱水。

脑外伤狂病以疏瘀通窍治其标,调整阴阳,恢复神机以治其本是为大法。同时移情易性,了解患者的心理和社会因素,予适当处理和心理治疗,加强护理工作,防止意外,也是除药物治疗以外不可缺少的一环。

自拟三心养心汤……治疗躁狂抑郁症

史凡凡、李宝华医师(陕西省中医药研究院附属医院,邮编:710003)采用自拟三心养心汤治疗躁狂抑郁症,取得较满意的疗效。

【绝技妙法】

躁狂抑郁症属于中医"狂证"、"郁证"范畴,本病多为七情六欲损伤,导致肝气郁结,痰瘀内阻,肝失条达,肝失疏泄,情绪低落,夜寐不安等一系列症状(抑郁)。随着病情演变或失治导致肝郁、气郁、血瘀,郁久化热,热扰神明所致精神错乱等一系列症状(躁狂),火热灼津、肝火克木等又可导致郁症进一步加重,如此抑郁、躁狂反复交替出现,即为本病病理基础。

自拟的三心养心汤中莲心、灯心、竹叶心、黄连、山栀、连翘针对热扰神明而设,胆星、菖蒲、郁金、青礞石针对痰浊而设,麦冬、天冬可滋养津液,珍珠母、牡蛎、磁石可镇静安神,合而为之共收清心化痰,滋养心阴,镇静安神之功,切中本病的病理基础,随证加减疗效显著。在药物治疗的同时辅以心理治疗,因为躁狂抑郁症的患者,多有性格改变,故需要耐心解释、鼓励、安慰等细致的思想工作,创造良好的治疗环境。

治疗方法:

以自拟三心养心汤为主方。

【常用方药】

药物组成:莲子心、胆星、菖蒲、郁金、青礞石、天冬、麦冬、磁石、黄连、山栀、连翘、焦三仙各10g,灯心6g,竹叶心、柏子仁各12g,酸枣仁30g,珍珠母、牡蛎各20g。

随证加减:

心肝火旺者配龙胆泻肝汤,痰火扰心者配三圣散加减,痰气郁结配逍遥散合涤痰汤,心脾两虚配养心汤加减,阴虚火旺配二阴煎加减,瘀阻清窍者配通窍活血汤,每天1剂,每剂水煎400mL,早、晚分服,配合口服宁躁解郁丸Ⅰ号(狂躁期)、Ⅱ号(抑郁期),每天

1～3丸,每天3次,1个月为1个疗程并辅以心理治疗。

【验案赏析】

　　杜某,男,50岁,因喜怒无常,言语过多,寐少2月余,于1996年7月11日入院。患者10余年前因烦劳过度,导致精神抑郁与躁狂交替出现,不寐,经多家医院确诊为"躁狂抑郁症"服用碳酸锂、安定等药物,治疗后症状好转出院,此后发作数次,经电休克、胰岛素休克及药物治疗,症状好转,1个月前因劳累过度再次复发,入院时喜怒无常,言语过多,思想奔逸,花钱浪费,记忆力减退,疲倦寐少,不知饥饱,二便调,舌红、苔黑燥,脉弦细,有家族躁狂及郁症病史(母亲、姐姐、姑姑)。西医诊断,躁狂抑郁症。中医诊断:狂证。辨证:痰火扰心,予以三心养心汤加九香虫6g,生石决明15g。每日1剂,共煎400mL,早、晚分服,配合服用宁躁解郁丸I号,每次2丸,每日3次,并辅以心理治疗,1周后患者喜怒无常减轻,言语稍减少,记忆力增强,夜间睡眠时间增长,效不更方,连服1个月后,症状消失,返回单位后能胜任繁重的脑力劳动,随访至今未再复发。

自拟补阳定狂汤……治疗阳虚发狂

　　杨振国、谢春娇医师(指导:梁茂新)(辽宁省中医研究院,邮编:110031)临床中通过对狂病的治疗,感到狂病除阳盛发狂外,还有因阳虚而发的狂病,治疗上应从温从补,方用自拟补阳定狂汤。

【绝技妙法】

　　阳虚发狂早在《黄帝内经》时代即有论述。《灵枢·通天》曰:

"太阳之人，多阳而少阴，必谨调之，无脱其阴而泻其阳，阳重脱者阳狂，阴阳皆脱者，暴死不知人也。"汉代张仲景指出："伤寒脉浮，医以火迫劫之，亡阳，必惊狂，卧起不安者，桂枝去芍药加蜀漆牡蛎龙骨救逆汤主之。"又说："阴气衰者为癫，阳气衰者为狂。"

清·《石室秘录·生活法》曰："在狂病多是热症，然亦有不全是热者，不可不辨也"，对狂病病机执于热的倾向提出了质疑，并强调"狂之症同，而寒热各异。"即应对狂病的寒热属性作出正确判断，不可一概而论。又说："内伤脾胃，外感风寒，结成于胸膈之间，所以一遇风寒，便发旧痰，今纯用补正之药，不尽祛痰转能去其病根也。若风痰治，虽可奏功，终不能一止永不再发。"

【验案赏析】

案1：底某，男，33岁，1982年12月30日初诊。患者狂乱年余。证见：哭笑无常，狂言乱语，昼夜不寐，打人毁物，骂詈不休。查舌脉患者不合作。拟诊：癫狂病。处方以大承气汤合礞石3副水煎服。药进1剂，狂势益甚，家人被打。家属惊诉：患者口渴竟饮滚开水而不畏。望诊：患者怒目圆睁，上气唏嘘，持刀骂人。在家人配合下，查得舌体胖嫩，舌边有齿痕，苔薄滑润，脉沉缓无力，四肢不温。追问病史，患者平素易下利清谷，于去年冬季因生气而出走，宿于外。2d后回到家中遂病狂乱。曾在市精神病院诊为"精神分裂症"，经住院治疗无好转。1年来，病情冬重夏轻。分析病史，参照临床症状，此病并非属实热证。

患者素体阳虚，因恼怒后宿于外，时置寒冬，复感寒邪入里，导致阴寒内盛，逼阳外越，神君逊位而失其所依，故发狂乱。初方苦寒攻下，心肾之阳气暴折，真阳外越，则狂势益甚。冬重夏轻，舌体胖嫩，舌边有齿痕，苔滑润，脉沉缓无力，手足不温均为阳虚之象。阳虚则喜热饮，正如经云："阴盛阳虚饮汤不知热"。至于上气唏嘘，岐伯曰:"此阴气盛而阳气虚,阴气急而阳气徐,阴气盛而阳气绝,故为唏。"诊断:阳虚发狂。宜益火回阳以消阴翳,潜镇摄纳以敛浮阳。

方用补阳定狂汤:红人参10g,黄芪20g,熟附子15g,桂枝15g,龙骨25g,牡蛎25g,炙甘草15g,生姜15g,大枣10g,炒枣仁20g,夜交藤20g,日1剂水煎服。

方中人参、黄芪、附子补阳益火为君;桂枝、甘草、生姜、大枣通阳化气为臣;龙骨、牡蛎潜镇摄纳为佐;枣仁、夜交藤宁心定志为使,诸药合璧,共奏补阳定狂之功效。再诊:药进3剂,神志已清,未再打人毁物。守原方继进18剂,狂定神清如常人而愈。

【按语】本病浮阳外越之狂候貌似实热证,其手足不温,渴喜热饮,舌嫩苔滑,脉沉缓无力尤其是上气唏嘘所反映的才是疾病的实质,临床中抓住这一辨证要点而药到病除。

案2:李某,女,38岁,素体肥胖,患舌狂病已15年,3、5日而狂作。曾多次住院治疗,仍时发狂乱,证见:哭笑不宁,呼号怒骂,不避亲疏,舌质淡嫩,口渴索水、至而不饮,手足厥冷,苔白滑润,脉沉细无力。陈远公曰:仇人发狂而止骂詈,人不口渴索水,与之水不饮者,乃寒之狂也",寒狂即阳虚发狂。该患系肥人气虚,气不化津,聚湿成痰,痰蒙心窍而发狂。治则:补阳定志渗湿化痰。

补阳定狂汤加味:红人参10g,黄芪15g,熟附子15g,桂枝15g,龙骨、牡蛎各25g,炙甘草15g,生姜15g,大枣10g,炒枣仁20g,夜交藤20g,茯苓20g,竹沥10g,日1剂水煎服。

再诊:药进6剂,患者狂势日减,守原方连服月余告愈。2年后信访未得发。

【按语】狂病中只有骂詈而不打人毁物,口不渴索水,给水而不饮者,乃阴寒内盛,细查舌脉则阳虚发狂不难诊断。可用补阳定狂汤加渗湿化痰药合用,阴消痰化则神自清。

效验定狂散······治疗狂证

李长远(新泰市矫形康复医院,邮编:271208)、李 飞医师根据 20 余年治疗之经验,自制效验定狂散,治疗狂证,取得显著疗效。

【绝技妙法】

狂证的主要病因病机是气、郁、痰火。《素问 · 至真要大论》云:"诸躁狂越,皆属于火。"《丹溪心法 · 癫狂》说:"狂属阳······大率多因痰结于心胸间。"狂为武疯武痴,病在肝胆胃经,暴怒伤肝,涉及阳明,三阳之火邪并而上行,火炽则痰涌上扰神明,或情志不畅,郁而化火,火郁气结生痰,蒙蔽心窍,故狂乱无知,入夜不眠,骂詈不避亲疏。火属阳,阳主动,四肢为诸阳之本,阳盛则四肢实,故躁妄打骂,甚或逾垣上屋。肝火过旺则面红目赤、动而多怒。痰热壅盛,故见气粗渴饮、舌红、苔黄腻、脉滑数。

【常用方药】

效验定狂散:西牛黄 15g,胆南星 30g,天竺黄 30g,甘遂(醋制)10g,青礞石(煅)60g,九节菖蒲 30g,郁金 50g,明矾 20g,枳实 40g,琥珀 15g,生铁锈 10g,芒硝 30g,大黄 90g。研细末,分 20 包,每次 1 包,日 2 次,空腹白开水送下,忌食生冷腥辣。病情减轻后,每次半包,日 2 次。个别患者配用小剂量抗精神病药物碳酸锂、氯丙嗪、氟哌啶醇。

效验定狂散之牛黄,味苦性凉,其气芳香,能清心开窍豁痰、凉肝熄风定惊,动物实验证明对中枢神经有抑制作用。《神农本草经》谓其"主惊痫寒热,热盛狂痉。"《名医别录》谓其"主痫热,口不开，大人狂癫。"本品以产于陕甘地区者为佳品，称为西牛黄，最好用此。胆南星味苦性凉，有清化热痰、熄风定惊之功，动物实验有明显的祛痰和镇惊作用。天竺黄味甘性寒，能清热化痰、凉心定惊。《本草汇言》云："竺黄性缓，清空解热，而更有定惊安神之妙……"此品须用天然品，勿用人工天竺黄。甘遂味苦性寒，有毒，苦能降泄，寒能除热，功能通利二便，为泻水逐饮之峻药，可驱逐痰涎，攻坚破结，直达顽痰所结之处，但用时须煨制，以减缓毒性。礞石味甘性平，质重，以青灰色、微带珍珠样光泽者为佳品，有下气坠痰、平肝镇惊之效，为镇惊利痰之圣药。石菖蒲味辛苦性温，芳香而散，主开心窍、祛痰浊、醒神健脑。《重庆堂随笔》曰："石菖蒲舒心气，畅心神，怡心情，益心志，妙药也。清解药用之，赖以祛痰秽之浊而卫宫城；滋养药用之，借以宣心思之结而通神明。"以九节者为良。郁金味辛苦性寒，辛开苦降，芳香宣达，性寒能清热，入心肝二经，入气分行气解郁，入血分凉血破瘀，为血中之气药，有清心解郁之功。明矾味酸气寒，清热消痰，化涎开闭，对痰热内郁之癫狂有卓效。枳实味苦性微寒，专主降气，长于破滞气，行痰湿，消积滞，除痞塞，助大黄以行气消痰、导滞通便。琥珀味甘性平，镇惊安神是其所长。生铁锈气寒而重，平肝镇惊，坠热开结，临床证明其效优于生铁落，为治狂要药。大黄苦寒沉降，气味俱厚，力猛善走，能直达下焦荡涤胃肠实热，泻火通便，清除秽浊积滞。芒硝味咸苦性寒润，清肠通便，润燥软坚。《珍珠囊》谓："芒硝其用有三，去实热一也，涤肠中宿垢二也，破坚积热块三也。"与大黄相须，以增强荡涤肠胃实热之效。全方共奏清心泻火、涤痰开窍、行气解郁、平肝镇惊、导滞通便、坠热开结之功，治疗狂证切中病机，故疗效显著。

透刺·····治疗狂症

刘德福、张孝华、王静丽医师 (黑龙江甘南县人民医院，邮编 :162100) 运用顺逆二向透针法治疗狂症，获效满意。

【绝技妙法】

治疗方法：

取穴：后溪透劳宫，先以后溪透腕骨 (顺向) 再透劳宫。太冲透涌泉，先以太冲透行间 (逆向) 再透涌泉。内关透外关，先从内关透大陵穴 (顺向) 再透外关。

操作：快刺捻入进针达到 0.5~0.7cm。

第 1 组：顺向刺入腕骨方向，得针感后，提针于皮下，再扳倒毫针，按 15° ~30° 角刺入劳宫穴。

第 2 组：先刺入太冲穴 0.5cm，得气后再 (逆向) 刺入行间。然后将针尖提到皮下，再刺入涌泉。

第 3 组：先从内关刺入 0.5cm，得气后，顺向刺入大陵穴，提针于皮下，再刺入外关，以上 3 组刺入后均留针 15~20min。躁狂型透刺均运用泻法；抑郁型透刺第 1、第 2 组运用泻法；妄想型：透刺第 1 组运用平补平泻法，而第 2、第 3 组均用泻法，是取其"实则泻之，虚则补之"之意。每天针刺 1 次，12d 为 1 个疗程。一般需 2 ～ 3 个疗程。

后溪、腕骨为手太阳小肠经穴，两穴相透，疏风清热，加强宁心安神作用。太冲、行间为足厥阴肝经穴，涌泉为足少阴肾经穴，外关属手少阳三焦经穴，为络穴，又为八脉交会穴之一，通阳维能清热开窍。诸穴合用共奏泻肝清心、涤痰清脑、安神开窍作用。临床实践证明，针刺后能入睡的患者，效果良好。

【 验案赏析 】

张某,女,18岁,甘南县长吉岗种牛厂,于1997年8月11日来诊。其父代述8个月前,曾同弟吵架生气。初起症状:披头散发,狂呼乱骂,赤身裸体,口中不断喊叫:"我当皇后,我当皇后",边喊边摔家具等,每天发作2~3次,服用镇静剂无效。送入市精神病院,确诊为精神分裂症。经1个月住院治疗,其效不显而出院。今日来我科诊治,症见:喊骂不休,胡言乱语,脉弦大而滑数,舌质红,苔黄腻。辨证:痰火上扰,狂躁症。治法:镇心涤痰,泻肝清火。针刺:按以上治疗方法针刺,留针20min。针刺5~6min后,患者入睡,近1h时才苏醒。口服安宫丸,每次1丸,每日服2次,以上述针法针刺3d,症状大减,每夜入睡4~5h,连针12d而痊愈。每年随访1次,连访3年未复发。

十一、脏躁、百合病

　　杨鉴冰教授为第二批国家级名老中医师承人、陕西名老中医之一，从医执教30余年，继承前贤，勇于创新，在中医妇科病"脏躁"的治疗方面积累了丰富的经验，且疗效显著。他认为脏躁病机以虚为本，多见精血两亏、情志郁结、心肝脾肺肾五脏受伤，治疗采用补虚为主，治以滋养阴血、安神定志，佐以疏理而取效。现将孟巧绒（陕西咸阳中医学院，邮编：712046）、苟天存、刘丽等医师整理经验介绍如下。

【绝技妙法】

　　杨鉴冰教授认为本病的发生主要是由于忧愁思虑，情志郁结，劳倦过度，使心脾受损，精血化源不足；或大病久病伤阴津及产后失血过多致精血内亏，五脏失濡，五志之火内动，上扰心神而成；或肝气不舒，肝血不足，肝脾不和，气血亏损而致。结合现代医学，"脏躁"一证类似于"围绝经期综合征"，约1/3的围绝经妇女能通过神经内分泌的自我调节达到新的平衡而无自觉症状，2/3妇女可出现一系列性激素减少所致的症状，临床可见月经紊乱，多为月经周期不规则，持续时间长及月经量增加；潮热、激动易怒、焦虑不安或情绪低落、抑郁寡欢、不能自我控制等症状，亦支持心肝脾肺肾五脏虚的病理基础。

【常用方药】

本着"治病必求其本"的目的,杨鉴冰教授主张当以补虚为主,治以滋养阴血,安神定志,佐以疏理之品。

基础方: 当归 12g,白芍 12g,柴胡 9g,白术 10g,茯苓 12g,小麦 30g,酸枣仁 15g,甘草 9g。

随证加减:

方中重用小麦,杨鉴冰教授认为小麦甘润养心外,还主养肝气;甘草滋润缓和柔肝;白芍酸甘敛阴养肝血;柴胡疏理肝气兼具有升清阳之效,与当归、白术、茯苓合用养血益脾,疏理气血,全方相配有甘润滋补,健脾疏肝,养心安神的作用。若胸闷烦躁者,可加川楝子、郁金、瓜蒌,入肝经而宽胸理气,且除虚烦;若哭笑无常、悲伤欲泣者加桔梗、陈皮、生龙牡宣肺化痰、安神定志;若头晕耳鸣、腰膝酸软、手足心热者加生地、枸杞等滋养肝肾;若心悸、心烦不寐者加麦冬、阿胶、玄参、柏子仁养心安神。

【验案赏析】

冯某,女,47 岁,咸阳市古渡乡两寺渡村民,于 2004 年 6 月 28 日初诊,患者 2004 年初因患子宫肌瘤致月经量多而行子宫全切术,术后半年常感心中郁闷,善悲欲哭,胸肋胀闷,食后痞满不消,近 1 月来上述症状加重且感两乳坠胀疼痛,如有物悬吊,诉说中则流泪不止。查体:见双乳房大小一致,柔软,于外上方可触及黄豆大小结节,舌淡暗苔白厚,脉细。导师诊为脏躁,辨证属肝郁脾虚,心神失养。认为此患者病因明确,由于以往月经过多而行手术切除,阴血大伤,心肝失养以致肝气不舒,脾土受辱,心气不振而发脏躁,给予逍遥散和甘麦大枣汤化裁,方药如下:当归 12g,赤芍 12g,白芍 12g,柴胡 10g,郁金 10g,川楝子 10g,桔梗 10g,路路通 15g,瓜蒌 15g,

茯苓 12g，白术 10g，白芷 10g，小麦 30g，生麦芽 10g，陈皮 10g，甘草 6g，大枣 5 枚，5 副水煎服；患者 7 月 6 日二诊，述服药后诸症明显减轻，望舌苔较前已转薄，脉如前，继用原方 5 副；三诊 7 月 13 日，述悲伤欲哭之症消失，双乳房不坠胀痛，食纳大增，甚是高兴，为防复发，要求巩固疗效，在前方加枸杞 12g，升麻 6g，去赤芍、麦芽，服 5 剂后停药半年，未见复发。

清心豁痰汤……治疗脏躁病

著名中医学家李振华老师，为河南中医学院教授、主任医师，中华中医药学会终身理事及河南分会名誉会长。曾任河南中医学院院长，中国中医药学会常务理事及中医理论整理研究委员会副主任委员，河南省中医药职称评审委员会副主任委员，第七届全国人大代表等。是国家两部一局确定的全国首批名老中医药专家之一，也是国务院批准享受政府特殊津贴者。李郑生医师（河南中医学院第三附属医院，郑州，邮编:450008）有幸作为李老学术继承人，通过老师口传心授，精心指导，在耳濡目染中较系统地了解了老师阐述疾病的理论特点、辨证论治规律、用药妙诀以及诊疗技巧。现将其总结整理的李老治疗脏躁病的经验介绍如下。

【绝技妙法】

李振华教授认为，肝郁脾虚是脏躁发病之本。从临床实践看，主要病机为肝脾失调，肝郁脾虚。病因多为饮食或思虑伤脾，脾失健运，湿浊内生，土壅木郁，肝失条达；或郁怒伤肝，肝郁气滞，横逆犯脾，木郁乘土。二者病因不同，其结果均可造成肝郁脾虚，气滞湿阻，化火成痰，痰火内盛，上扰心神；或痰浊随肝气上逆，干扰清窍,以致心神不宁,魂魄不安,发为脏躁。脾虚失运,痰湿中阻,升降失常,则纳差,胸闷气短,苔腻,舌体胖大;脾胃虚弱,气血生化乏源,机体失于濡养,则体倦乏力;肝郁化火,痰火扰心则烦躁易怒,坐卧不宁,急躁时易哭,甚则哭笑无常,或无故悲伤哭泣,多疑善虑,失眠恶梦,心惊恐惧;痰浊或湿浊随肝气上扰清窍,则头晕头沉;脾虚意不守舍则记忆力减退;肝郁不解,脾虚不复,痰火不时上扰,故脏躁不时发作,反复难愈。李师强调指出,本病的病机变化虽涉及心肝脾三脏,但病机演变的关键在肝脾两脏,故曰肝郁脾虚为脏躁发病之本。

据李振华教授临证体会,用甘麦大枣汤治疗本病效果欠佳,故针对其病机演变,从治肝实脾入手,标本兼顾,以理气豁痰,清心透窍为法,在温胆汤和导痰汤基础上化裁演变,创制了清心豁痰汤。

【常用方药】

清心豁痰汤药物组成及剂量:白术 10g,茯苓 15g,橘红、半夏、香附、枳壳、西茴、乌药、郁金、节菖蒲、栀子各10g,莲子心 5g,胆南星 10g,甘草 3g,琥珀(分 2 次冲服)3g。

随证加减:

若失眠严重者,加夜交藤 30g,龙骨 15g;口干口苦者,加知母12g,竹茹 10g;大便溏薄者,去胆南星,加薏苡仁 30g,泽泻 12g;腹胀纳差者,加砂仁 8g,厚朴 10g,焦三仙 12g;胁肋窜痛者,加元胡 10g,川楝子 12g。

清心豁痰汤中白术、茯苓健脾祛湿,以杜绝生痰之源;橘红、半夏、胆南星豁痰降逆,香附、郁金、西茴、乌药疏肝理气,使气行湿行,郁解热散;郁金配节菖蒲透窍和中;栀子、莲子心清心除烦;琥珀安神宁志,镇惊平肝;甘草调和诸药,臣使五脏。诸药合用,使肝气条达,脾运得健,痰火散除,心神安宁,则脏躁自平。

【验案赏析】

黄某,女,47岁,干部,2004年5月9日初诊。患者自述1年前因家庭问题而心情不畅,近半年来渐致急躁易怒,心烦失眠,寐则恶梦纷纭,记忆力减退。长期服用安定、谷维素、维生素B₁、脑清片、安神补心片等药物,疗效不佳。

曾经做脑血流图、心电图等多种理化检查,未发现异常,患者非常痛苦,甚时多疑善感,悲伤欲哭,烦躁欲死,不能正常工作。现症见:头晕头沉,心急烦躁,失眠恶梦,心悸惊恐,哭泣无常,胸闷气短,腹胀纳差,倦怠乏力,舌边尖红,体胖大,苔黄稍腻,脉弦滑。证属:肝郁脾虚,痰火内盛,治宜疏肝健脾,清心豁痰,方用清心豁痰汤加减。药用:白术10g,茯苓15g,橘红、半夏、胆南星、香附、郁金、节菖蒲、栀子各10g,莲子心5g,龙骨15g,砂仁8g,淡竹叶12g,甘草3g,琥珀(分2次冲服)3g。

二诊,上方服9剂,诸症减轻,可去掉安定片睡眠4h左右。效不更方,继服。

三诊,上方又服15剂,心急烦躁,悲伤欲哭症状消失,能安睡6h左右,纳食增加,仍感头晕,舌质偏红,体胖大,苔薄白,脉弦细。方中去淡竹叶,加天麻10g。

四诊,上方又服12剂,精神好,惟时感心悸气短,其他症状消失,舌质淡红,苔薄白,脉弦细,方用:逍遥散加减以调理肝脾,巩固疗效。药用:当归、白芍各12g,白术10g,茯苓15g,柴胡6g,郁金、节菖蒲、香附、远志各10g,枣仁、龙骨、枸杞子各15g,焦栀子10g,甘草3g。

五诊,上方服15剂,精神、饮食均好,诸症悉平,病获痊愈,已能正常生活工作。

温胆汤加减……治疗脏躁

刘海英(从事神经内科临床工作)、王众国医师(山东省潍坊市中医院, 邮编: 261041)临床实践中从痰从郁论治, 用温胆汤治疗脏躁, 疗效满意。

【绝技妙法】

脏躁临床以中青年女性多见, 初期多因情志不畅, 忧思不解, 肝气郁滞, 脾失健运, 以致痰浊郁闭, 气血不调, 脑气与脏腑之气不相顺接, 清窍蒙蔽, 脑神不展。脾主思主意, 肝主谋虑。脾病则意识错乱, 对正常事物认知改变, 以致产生消极之偏见甚至歪曲, 精神涣散, 不愿见人; 肝郁气滞, 胆气不利, 数谋而无断, 故多焦虑不安, 悲观沮丧, 心境低落, 对日常生活诸事无兴趣, 郁闷不乐, 沉思不愉快的往事, 凡事易往坏处想; 若久之痰瘀搏结化火, 循经上扰, 故头痛头胀, 胸胁胀痛, 脘痞腹胀, 烦躁不安, 恶心纳呆, 舌红苔腻, 脉弦滑或弦数。治宜开郁清热, 祛痰活血, 安神清脑。方用温胆汤取其清化痰浊。

治疗方法:

予温胆汤治疗。

【常用方药】

药物组成: 竹茹 10g, 枳实 10g, 半夏 10g, 茯苓 10g, 陈皮 10g, 柴胡 10g, 黄芩 10g, 甘草 3g, 栀子 9g, 郁金 10g, 石菖蒲 10g, 远志 10g, 香附 10g, 赤芍药 10g, 炒酸枣仁 15g, 丹参 15g。

随证加减:

若见肝火偏胜, 急躁易怒, 口苦而干者, 重用栀子 30g, 加龙胆

草 15g；阳明热盛，口渴心烦者，重用石膏 30~60g；大便秘结者，加大
黄、芒硝；痰浊壅盛，神识呆滞、恶心欲吐者加姜汁、竹沥汁、胆南星、
白芥子；夜寐不宁、噩梦易醒者，加磁石、朱砂、琥珀；经期病情
加重者，加益母草、桃仁、红花、三棱、莪术；病久不愈，头晕耳鸣，
精神萎靡，反应迟钝者，加当归、白芍药、枸杞子、山茱萸、五味子。
水煎服，日 1 剂。

温胆汤加减方中用丹参、赤芍药活血调肝，调畅气血；陈皮、
半夏、郁金、天竺黄、石菖蒲、远志理气祛痰，开窍醒神；黄芩、
栀子清解郁热，清心除烦；酸枣仁、茯苓养心安神，健脑宁志。诸
药合用，共奏清导浊痰、疏肝解郁、安神开窍、潜阳镇静之功。法
中病机，药能胜病，疗效昭然。

百合菖蒲汤······治疗妇人脏躁

石富娟医师（绍兴文理学院医学院，邮编：312000）在临
床中，应用自拟百合菖蒲汤治疗妇人脏躁，取得了较满意的
效果。

【绝技妙法】

妇人脏躁一名首见于张仲景《金匮要略》，文曰："妇人脏躁，
喜悲伤欲哭，像如神灵所作，数欠伸，甘麦大枣汤立之。"其临床表
现与癫痫有别。妇人脏躁虽由肝气郁结等诸多因素而致，但总归与
心、肺直接相关。主要病机为痰热耗伤津液气血，心肺失去濡养，
肺魄心神为之动摇不宁，故悲伤欲哭等情志病变因之而出。治疗应
以润肺清心为大法。在以上的治疗基础上，不能忽视疏肝、滋阴与
通窍，方用百合菖蒲汤。

【常用方药】

自拟百合菖蒲汤组成：百合 90g，石菖蒲 30g，远志 12g，天门冬 15g，麦门冬 15g，淮山药 30g，茯苓 30g，炒白术 15g，大枣 15g，淮小麦 15g，煅龙骨 30g，炙甘草 5g。

随证加减：

阴虚者加旱莲草、女贞子；肝郁气滞甚者加柴胡、郁金、白芍；热痰郁结者加川贝母、瓜蒌；痰血阻滞者加紫丹参、鸡血藤；大便秘结者加制大黄、火麻仁。

服用方法：

每日 1 剂，16d 为 1 个疗程。服药期间忌油炸、辛辣等食物。

百合菖蒲汤中百合濡养肺胃，增液敛魄，清心安神，重用为君；石菖蒲、天门冬、麦门冬、远志、煅龙骨滋阴宁心通窍，育养安神；治肺补其母乃为治也，故用炒白术、淮山药、淮小麦、大枣补脾胃以安和中州，促使气血生化，源源不断，以滋养心肺，用以为臣；炙甘草甘缓补中，调和诸药，用以为使。以上述诸药为主，再辨证加味，于病情更为熨贴，较之单用甘麦大枣汤，疗效更为显著。

【验案赏析】

王某，37 岁，干部，已婚，2001 年 8 月 6 日初诊。患者因岗位竞聘未果，事后精神抑郁，遂发悲喜欲哭，经中、西药治疗 1 年余，时而反复，前来我院求诊。诊见哭笑无常，不能自制，伴善太息，心烦不安，两胁胀痛，月经先后无定期，经量少、色紫暗，小便短赤，大便干燥，舌质淡红、苔薄白，脉细弦。辨证属肝气郁结化火，犯胃灼肺累心之脏躁。治以疏肝和胃，滋阴润肺，清心通窍法，予百合菖蒲汤加味。处方：百合 90g，石菖蒲、淮山药、茯苓、煅龙骨各 30g，天门冬、麦门冬、淮小麦、炒白术、大枣、柴胡、紫丹参各

15g, 杭白芍、炙远志、火麻仁各 12g, 炙甘草 5g。12 剂后哭笑不再作，精神正常。其余症状基本消失。守原方再服 6 剂以巩固。随访 3 年未见复发，病告痊愈。

自拟平躁汤加减……治疗脏躁病

高　萍医师 (河南省南阳卫校附属医院 , 邮编 :473000) 用自拟平躁汤加减治疗脏躁病 , 效果满意。

【常用方药】

平躁汤药物组成 : 炙甘草 15g, 小麦 30g, 大枣 10 枚 , 柴胡 10g, 当归 15g, 白芍 20g, 茯神 20g, 焦白术 12g, 香附 12g, 柏子仁、酸枣仁各 20g。

随证加减 :

气血虚者加黄芪、熟地 ; 心胆虚怯 , 善惊易恐者加朱砂、生龙牡 ; 阴虚火旺者去香附、焦白术 , 加百合、生地 ; 伴梅核气者加半夏、川朴 ; 兼郁热者加丹皮、栀子 ; 失眠多梦者加珍珠母、夜交藤。

服用方法 :

每日 1 剂 , 水煎分服 ,1 周为 1 个疗程。

【验案赏析】

刘某 , 女 ,30 岁 ,2000 年 5 月 15 日初诊。诉其爱人因车祸身亡 , 由于悲伤太过 , 时时欲哭不可忍 , 精神恍惚 , 胸闷叹息 , 食欲不振 , 恶梦纷纭 , 甚则整夜不寐 , 病延 3 个月之久。察舌质红 , 苔白腻 , 脉弦细无力。治以基本方加琥珀 (分冲)3g, 焦三仙 20g, 用药 15 剂而愈。随访半年无复发。

百合润肺汤加味……治疗女性脏躁

林发开医师(福建福州市仓山区盖山卫生院,邮编:350026)应用百合润肺汤治疗女性脏躁,疗效满意。

妇人脏躁虽由肝气郁结等诸多因素引起,但总归与心肺直接相关。主要病机为痰热耗伤津液气血,心肺失去濡养,肺魄心神为之动摇不宁,故悲伤欲哭等情志病变因之而出。治疗应以润肺清心为大法。

【常用方药】

百合润肺汤药物组成:由百合50~100g,炒白术、川郁金、红枣、佛手各12~15g,淮山药、浮小麦各30g,石菖蒲、麦门冬、远志肉、炒枣仁、北沙参各15g。

随证加减:

肝气郁结较甚者加北柴胡、白芍、香附;热痰郁结加浙贝、竹茹、茯苓心;大便秘结者加大黄、郁李仁、火麻仁;阴虚阳亢加生地黄、珍珠母、天冬;瘀血阻滞者加丹参、鸡血藤、泽兰叶。每日1剂,水煎服。2周为1个疗程。服药期间忌食辛辣味及饮酒。

百合润肺汤中,百合濡养肺胃,增液敛魄,清心安神,重用为君药;麦冬、炒枣仁、菖蒲、远志肉宁心通窍安神;治肺以补其母乃为治也,故用炒白术、山药、小麦、红枣补脾胃以安和中州,促进气血生化,源源不断,以滋养心肺作为臣药;郁金、佛手理气解郁,润而不燥,又防重剂量百合与麦冬等药之甘腻,作为佐药;炙甘草缓补中州、调和诸药作为使药。百合润肺汤加味的组方补中寓疏,疏而不燥,润中有缓,缓中而不滞,效果良佳。

【验案赏析】

陈某,女,32岁,干部,已婚。1995年6月初诊。患者因夫妻经常争吵,精神抑郁,遂发悲伤欲哭,曾经在某院中医、西医合并治疗1年,反复不愈,经推荐往我院就诊。诊见哭笑无常,不能自制,伴善太息,心烦不宁,两胁胀痛,月经失调,大便不爽,小便赤黄。舌质淡红,苔黄,脉弦细数。证属肝气郁结化火,戕胃灼肺累心之脏躁;治疗以疏肝益胃,润肺清心法,用百合润肺汤加味。处方:百合100g,浮小麦30g,山药30g,炒枣仁15g,郁金10g,炒白术15g,炙甘草6g,白芍12g,川楝子9g,佛手、石菖蒲、远志肉、醋柴胡各12g,红枣7粒。1个疗程后哭笑不再发作,精神比较正常,守原方再服2个疗程后,病情痊愈。至今未见复发。

百合龙牡安神汤······治疗脏躁

石学波、赵锦强、宫运红医师(山东省文登市第一人民医院,邮编:264422)临床采用自拟百合龙牡安神汤治疗脏躁,收到较为满意的疗效。

【绝技妙法】

脏躁,类似现代医学的癔病、神经官能症等。多由情志刺激,脏气虚弱等因素引起,常见于妇女月经期、产褥期、天癸将绝或已绝者。《金匮要略·妇人杂病》篇所云:"妇人脏躁,喜悲伤欲哭,像如神灵所作,数欠伸,甘麦大枣汤主之。"宗《金匮》之法,自拟百合龙牡安神汤治之。方中重用百合润肺清心,益气安神,量大力专是为主药;辅以生龙牡、炒枣仁、合欢皮、甘草、大枣、浮小麦养心安神,助主药以治其本;佐陈皮、郁金、茯苓解郁清心以治其标;

使丹参养血活血,补心定志,安神宁心;诸药合用,共奏疏肝解郁,养心安神之功。

【常用方药】

自拟百合龙牡安神汤基本方:百合 50g,生龙骨 30g,生牡蛎 30g,炒枣仁 30g,合欢皮 30g,丹参 20g,陈皮 12g,郁金 12g,茯苓 15g,浮小麦 30g,甘草 30g,大枣 30g。水煎服,1 剂/d,10d 为 1 个疗程。

随证加减:

眩晕者加珍珠母 30g,天麻 10g;心悸者加磁石 30g,琥珀(冲)2g;恶心呕吐者加半夏 10g,竹茹 10g;胸闷心烦者加枳壳 10g,栀子 10g;颈项强急者加葛根 30g。

脏躁此病虽缠绵之疾,但药证合拍,投之即效。百合量大力专效奇,未见副作用;甘草有抗利尿作用,长期大量应用有引起水肿的副作用,停药即愈。

【验案赏析】

韩某,女,43 岁,1996 年 3 月 18 日初诊。患者 3 个月前因车祸丧子致精神恍惚,曾住院西医治疗(药物不详)无明显好转,患者现在仍然精神抑郁,心神不宁,悲忧善哭,胸胁胀满,腹胀纳呆,恶心头昏,颈项强硬,少眠多梦,梦境恐怖可怕,舌质淡红,苔薄黄,脉细缓。证属气郁血虚,惊恐扰乱神明之象。治宜疏肝解郁,养心安神。拟基本方加葛根 30g,半夏 10g,竹茹 10g。水煎服,1 剂/d,服药 6 剂,诸症大减,继服 10 剂而愈,随访 3 年未复发。

滋阴活血……治疗百合病

高亚菲、张金涛、冯玲利医师 (西安医科大学第一附属医院,邮编:710061) 运用滋阴活血法在临床上观察治疗百合病,疗效满意。

【绝技妙法】

百合病是一组以精神恍惚,饮食和行动异常并伴有口苦、小便赤、脉微数等主症的综合病征。其始载于东汉张仲景《金匮要略·百合狐惑阴阳毒病脉证治第三》。人体七情内伤,久病劳倦等均可耗损五脏赖以生存的正常生命活动的重要物质——阴液。阴液耗损,阴阳失衡,阳不入阴,心神失主,神不守舍,故导致精神恍惚。心主血,脾统血,肝主疏泄,三者共同完成血液在脉管内的正常运行。如情志不调,肝气郁结,疏泄失常,则血脉不畅而瘀滞;心气虚损,主血脉无力,血流缓慢而形成瘀血;或劳伤心脾,心阴血虚,阴虚火旺,煎熬血液,则血行艰涩,瘀血内生。现代生理学研究证明,情绪剧烈变化或长期抑郁焦虑,均可引起血管调节功能失常,导致血液循环障碍,血液流变学改变。由此可知,阴虚血瘀是发生百合病的基本病机,也是滋阴活血化瘀治疗百合病的理论依据。在临床上,有的百合病患者尽管瘀血征象不明显,但也应考虑其瘀血的存在。根据以上基本理论,立滋阴活血之法,新百合汤主之。

治疗方法:

均用新百合汤(自拟方)治疗。

【常用方药】

新百合汤:百合30g,生地黄、北沙参各15g,炒枣仁

20g，胆南星 12g，川芎 10g。

服用方法：

每日 1 剂，煎煮 2 次，分早、晚服。连服 10d 为　　1 个疗程。本组病例的观察时间约 2~3 个疗程。

滋阴活血治疗百合病的特点：新百合汤选用百合、生地、北沙参以滋阴；配伍枣仁以定志安神；胆南星以祛痰开窍；重用川芎活血化瘀。据现代药理学研究表明，百合、炒枣仁均有镇静催眠作用，川芎具有扩张血管，改变微循环等作用，诸药合力，共奏滋阴活血定志之功，所以取得满意疗效。

在治疗期间或治愈后，均应保持心情舒畅，生活起居规律，忌辛、辣、烟、酒等，参加适当的体育锻炼。同时，若能针对患者不同的病因、健康情况、文化教养、社会地位、经济状况、心理状态等，进行心理治疗，将会收到事半功倍的疗效。

百合大枣汤……治疗百合病

杨维华、孙振侠、谢京旭医师（北京市福绥境医院，邮编：100035）近年来运用自拟百合大枣汤治疗该病效果满意。

【绝技妙法】

百合病出自《金匮要略》，是一种心肺阴虚内热疾病。《金匮要略》言其症为"意欲食，复不能食，常默然，欲卧不能卧，欲行不能行，饮食或有美时，或有不用闻食臭时，如寒无寒，如热无热，口苦、小便赤，诸药不能治，得药则剧吐利，如有神灵者，身形如和，其脉微数。"

治疗方法：

用自拟百合大枣汤治疗。

【常用方药】

处方：百合 12g，生地 15g，甘草 6g，淮小麦 15g，大枣 5 枚，每日 1 剂，煎汤早、晚服。20d 为 1 个疗程，一般用药 1~4 个疗程。

随证加减：

口渴明显者加瓜蒌根、知母、沙参；热象明显者加滑石、生龙牡等。

【验案赏析】

案 1：刘某，女，30 岁。平素有神经官能症病史 5 年余，经常出现头痛、失眠、烦急，月经不调。曾服西药谷维素、维生素 C、安定及中成药加味逍遥丸、安神补心丸等，亦曾在某医院治疗 1 年余，效果不理想。来我科治疗。述经常头痛，视物昏花，口干苦，时烦急，时精神恍惚，时默默不语，时悲伤欲哭，时而纳呆，时而食欲大增，月经提前，经量少，小便短赤，大便干，舌边尖红苔薄，脉弦细数。诊断：百合病。辨证：阴虚内热，心神失养。立法：滋阴清热，养心安神，拟百合大枣汤加味。

处方：百合 12g，生地 15g，甘草 6g，淮小麦 15g，大枣 5 枚，知母 10g，滑石 10g，生龙牡 (先下)20g，沙参 30g，麦冬 10g。10 剂，水煎服。药后诸症去半，效不更方，又进 10 剂，诸症悉平。随访 1 年未复发。

案 2：周某，女，56 岁。2 年来经常精神恍惚，自汗，口干苦，小便不利。曾在精神科、内科等治疗，口服多种中西成药，效果不明显，来我科就诊。述 2 年前曾有高热不退 1 月余，遍诊中西医门诊，口服大量抗生素及中药寒凉之品，后逐渐出现头痛，失眠，健忘，自汗，口干苦，口渴，时坐卧不安，时觉身冷，时觉发热，但体温正常，时精神恍惚,小便短赤涩痛,便后头晕时作,大便干,舌红少苔,脉细数。诊断:百合病。辨证:心肺阴虚内热。立法:滋阴清热,安神定志。拟百合大枣汤加味。

　　处方:百合 12g,生地 15g,甘草 6g,淮小麦 15g,大枣 5 枚,生龙牡 (先下)20g,滑石 10g,瓜蒌根 15g,枣仁 10g,灯心草 1 包,通草 10g。10 剂,水煎服。药后口干苦、精神恍惚诸症消失,又嘱将该方加倍后炼蜜为丸,每丸重 10g,每服 10g(1 丸),每天服 3 次,连服 1 个月,病告痊愈,随访 1 年未复发。

图书在版编目(CIP)数据

名中医精神病科绝技良方/吴大真等主编. —北京:科学技术文献出版社,2008.12(2023.4重印)

(名中医绝技良方)

ISBN 978-7-5023-6196-9

Ⅰ.①名… Ⅱ.①吴… Ⅲ.①精神病—验方—汇编 Ⅳ.① R289.5

中国版本图书馆 CIP 数据核字(2008)第 170938 号

名中医精神病科绝技良方

策划编辑:袁其兴 责任编辑:袁其兴 责任校对:梁桂芬 责任出版:张志平

出　版　者　科学技术文献出版社
地　　　址　北京市复兴路15号　邮编　100038
编　务　部　(010)58882938,58882087(传真)
发　行　部　(010)58882868,58882870(传真)
邮　购　部　(010)58882873
官　方　网　址　www.stdp.com.cn
发　行　者　科学技术文献出版社发行　全国各地新华书店经销
印　刷　者　北京虎彩文化传播有限公司
版　　　次　2008 年 12 月第 1 版　2023 年 4 月第 6 次印刷
开　　　本　650×950　1/16
字　　　数　194千
印　　　张　16.75　彩插2面
书　　　号　ISBN 978-7-5023-6196-9
定　　　价　49.00元

版权所有　违法必究

购买本社图书,凡字迹不清、缺页、倒页、脱页者,本社发行部负责调换